JN051366

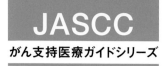

JASCC
がん支持医療ガイドシリーズ

がん治療に伴う

粘膜障害
マネジメントの
手引き

2020年版

編

日本がんサポーティブケア学会
日本がん口腔支持療法学会

金原出版株式会社

JASCC practice guideline series

Clinical Guidance of Management for Mucositis

edited by
Japanese Association of Supportive Care in Cancer
Japanese Association of Oral Supportive Care in Cancer

序

　この度，日本がんサポーティブケア学会（JASCC）と日本がん口腔支持療法学会（JAOSCC）が共同で，「がん治療に伴う粘膜障害マネジメントの手引き 2020 年版」を刊行する運びとなりました。当初，口腔の粘膜障害を念頭に両学会が作成することで始まりましたが，粘膜組織は，口腔だけでなく，眼瞼，鼻腔・副鼻腔，消化管，膀胱，腟，尿道といった粘膜で覆われた臓器がすべてその対象となります。口腔領域は両学会共同（編集委員長 近津大地）で，口腔以外の領域（編集委員長 唐澤久美子）は JASCC の粘膜炎部会が中心になって，それぞれの領域の専門医に協力をいただき，手引き作成にあたりました。ただ，口腔以外は，今回は消化管粘膜が主対象となっています。

　実際に執筆が始まりますと的確な情報が少なく，当初予定していたよりも多くの時間を要しました。特に口腔領域担当の上野尚雄，口腔以外領域担当の中村路夫両編集委員には，日常診療に忙しいなか，自らの執筆はもちろん，ほかの執筆者の原稿を含め，各領域の記載内容の統一・調整を行っていただき，大変なご苦労をおかけしました。両編集委員のご尽力に深謝いたします。

　また，JASCC と協力関係にある国際がんサポーティブケア学会（MASCC）が，practice guidelines を公開しています。彼らの同意を得て，それらを参考にしながら執筆し，日本の現状に合ったマネジメントの手引きを発刊することができました。Rajesh Lalla 教授（MASCC 理事長），Sharon Elad 教授（Mucositis Study Group 委員長）のご厚意に感謝いたします。

　執筆されたドラフトは，JASCC 粘膜炎部会での査読，がん関連学会からの意見やパブリックコメントを受けて修正・追記しました。「行ったほうがよいこと，行わないほうがよいこと，どちらともいえないこと」を示唆することで，医療者，患者・家族が陥りやすい独善的な治療・処置を避け，現時点で最も適正な医療の実践が期待されます。上述のように，科学的なプロセスによって得られた情報は限られています。本手引きを医療の現場で利用いただき，JASCC（http://jascc.jp/）にご意見をください。次期改訂や取り組むべき研究課題として役立ててまいります。

　最後になりましたが，本手引きの執筆者，査読者，がん関連学会ならびにパブリックコメントをいただいた方々に感謝を申し上げるとともに，立案の段階から出版に至るまで多くの助言をいただいた金原出版の皆様に深謝し，本手引きの序とさせていただきます。

2020 年 1 月

日本がんサポーティブケア学会
理事長　田 村 和 夫

序

　日々展開されるさまざまな医療において，適切な口腔の管理はその医療の質を大きく向上させ得ます。がん医療はその典型といえます。日本がん口腔支持療法学会（JAOSCC）は，支持療法の国際学会である Multinational Association of Supportive Care in Cancer/International Society of Oral Oncology（MASCC/ISOO）の主に ISOO と連携し（ISOO はがん治療に伴う口腔有害事象対策について国際的な議論・発信をしています），国際的な潮流を汲みながら，わが国のがん医療の質の向上に寄与することを目指しています。

　がん化学療法や，口腔内を照射野に含むがん放射線療法などによる口腔粘膜障害はがん患者の QOL を著しく低下させます。栄養障害や全身状態の悪化をもたらし，抗がん治療の強度の減弱や延期，さらには中止をもたらす場合もあり，本来の目的である抗がん効果を減弱させることも稀ではありません。この背景から，がん治療中の患者の粘膜障害のマネジメントは非常に重要です。

　MASCC/ISOO は「がん治療に伴う粘膜障害に対するエビデンスに基づいた臨床診療ガイドライン」を策定しており，数年に一度，改訂を行っています。一方，ガイドラインに資する高いレベルのエビデンスが乏しい領域であり（これは口腔衛生管理の重要性など，あまりに基本的かつ当たり前である内容について，もはや倫理的にネガティブコントロール・非施行群を設定できないことに由来します），実際のマネジメントにおいて，ガイドラインに依るのみならず，エビデンスベースに依らない手引きも要するのが実情です。また，この実情に沿った手引きは国際的な潮流を汲みながらも日本で役に立つものでなければなりません。

　この度，MASCC と連携をとられている日本がんサポーティブケア学会（JASCC）がこのような手引き作成を構想され，理事長の田村和夫先生，粘膜炎部会長の近津大地先生，部会の上野尚雄先生から本学会へ協力のご依頼を頂戴し，両学会で本手引きを上梓できたことは喜ばしい限りです。上野尚雄先生は本学会の作業部会長も務めてくださり，両学会のリエゾンとしての役割を担われるとともに，上梓にあたって中心的な役割を果たされ，多大な労力を割いてくださいました。また，執筆に関わってくださいました方々，出版にあたって金原出版の皆様にも大変お世話になりました。心より御礼申し上げます。

　本手引きの内容を参考にされ，わが国のがん患者が，より良いがん治療を受けられることを心より願っております。

2020 年 1 月

日本がん口腔支持療法学会

理事長　曽 我 賢 彦

■「がん治療に伴う粘膜障害マネジメントの手引き 2020 年版」編集・執筆者一覧

【編集】

日本がんサポーティブケア学会　粘膜炎部会

部会長	近津　大地	東京医科大学 口腔外科学分野
副部会長	唐澤久美子	東京女子医科大学 放射線腫瘍学講座
部会員	青山　　徹	横浜市立大学 外科治療学教室
	伊藤　芳紀	昭和大学医学部 放射線医学講座放射線治療学部門
	上野　尚雄	国立がん研究センター中央病院 歯科
	古賀　陽子	東京医科大学 口腔外科学分野
	瀬尾　幸子	獨協医科大学 内科学（血液・腫瘍）
	妻木　浩美	静岡県立静岡がんセンター 看護部
	富塚　　健	がん研究会有明病院 歯科
	中村　路夫	市立札幌病院 消化器内科/外来化学療法センター
	溝脇　尚志	京都大学大学院医学研究科 放射線腫瘍学・画像応用治療学
	宮野加奈子	国立がん研究センター研究所 がん患者病態生理研究分野
	渡邉　真一	松山大学薬学部 医療薬学科医療薬学研究室

日本がん口腔支持療法学会 「がん治療に伴う粘膜障害マネジメントの手引き 2020 年版」作業部会

部会長	上野　尚雄	国立がん研究センター中央病院 歯科
部会員	勝良　剛詞	新潟大学大学院医歯学総合研究科 顎顔面放射線学分野
	曽我　賢彦	岡山大学病院 医療支援歯科治療部
	丹田奈緒子	東北大学大学院歯学研究科 口腔保健発育学講座予防歯科学分野
	長縄　弥生	愛知県がんセンター 頭頸部外科部（歯科）
	光永　幸代	神奈川県立がんセンター 歯科口腔外科
	森　　毅彦	慶應義塾大学医学部 血液内科

【執筆者】

I　口腔

新垣　理宣	群馬県立がんセンター 歯科口腔外科
伊川　裕明	量子科学技術研究開発機構 QST 病院 治療診断部
石木　寛人	国立がん研究センター中央病院 緩和医療科
上園　保仁	国立がん研究センター研究所 がん患者病態生理研究分野
上野　尚雄	国立がん研究センター中央病院 歯科
臼渕　公敏	宮城県立がんセンター 歯科
大木　宏介	茨城県立中央病院・茨城県地域がんセンター 歯科口腔外科
小野堅太郎	九州歯科大学 健康増進学講座生理学分野

勝良　剛詞　新潟大学大学院医歯学総合研究科 顎顔面放射線学分野
古賀　陽子　東京医科大学 口腔外科学分野
木暮　麻優　がん研究会有明病院 看護部
小西　哲仁　国立がん研究センター東病院 歯科
曽我　賢彦　岡山大学病院 医療支援歯科治療部
高橋　直樹　千葉県がんセンター 歯口科（口腔診断・口腔内科）
藤堂　真紀　埼玉医科大学国際医療センター 薬剤部
富塚　　健　がん研究会有明病院 歯科
内藤　陽一　国立がん研究センター東病院 先端医療科，乳腺・腫瘍内科
光永　幸代　神奈川県立がんセンター 歯科口腔外科
宮野加奈子　国立がん研究センター研究所 がん患者病態生理研究分野
森　　毅彦　慶應義塾大学医学部 血液内科
八岡和歌子　国立がん研究センター中央病院 歯科

II　口腔以外

青山　　徹　横浜市立大学 外科治療学教室
安藤　孝将　富山大学学術研究部医学系 内科学第三講座
大田　史江　神戸大学医学部附属病院 看護部
北村　　寛　富山大学学術研究部医学系 腎泌尿器科学講座
白鳥　聡一　北海道大学大学院医学研究院 内科系部門内科学分野血液内科学教室
全田　貞幹　国立がん研究センター東病院 放射線治療科
豊嶋　崇徳　北海道大学大学院医学研究院 内科系部門内科学分野血液内科学教室
中村　路夫　市立札幌病院 消化器内科/外来化学療法センター
浜本　康夫　慶應義塾大学医学部 腫瘍センター
溝脇　尚志　京都大学大学院医学研究科 放射線腫瘍学・画像応用治療学
渡邉　真一　松山大学薬学部 医療薬学科医療薬学研究室

利益相反の開示

■利益相反状況の開示項目
1) 企業や営利を目的とした団体の役員，顧問職の有無（1つの企業等からの報酬が年間 100 万円以上のもの）
2) 株の保有と，その株式から得られる利益の有無（1つの企業の 1 年間の利益が 100 万円以上のもの，あるいは該当株式の 5％以上保有のもの）
3) 企業等から特許権使用料として支払われた報酬の有無（1つの特許使用料が年間 100 万円以上のもの）
4) 企業等より，会議の出席（発表）に対し，研究者を拘束した時間・労力に対して支払われた日当（講演料など）の有無（1つの企業等からの講演料が年間合計 50 万円以上のもの）
5) 企業等がパンフレットなどの執筆に対して支払った原稿料の有無（1つの企業等から原稿料が年間合計 50 万円以上のもの）
6) 企業等が提供する研究費・奨学寄附金（奨励寄付金）の有無（年間総額 100 万円以上のもの）
7) 訴訟等に際して企業や営利を目的とした団体から支払われる顧問料及び謝礼の有無（1つの企業から受けた報酬額が年間 100 万円以上のもの）
8) その他の報酬の有無（研究とは直接無関係な，旅行，贈答品など，1つの企業から受けた報酬が 5 万円以上のもの）
9) 企業等からの研究員等の受け入れの有無
10) 企業等が提供する寄附講座の有無

※2017 年 1 月 1 日～2018 年 12 月 31 日までの利益相反状況を開示しています。
※該当する場合は具体的な企業名（団体名）を記載，該当しない場合は"該当なし"を記載しています。

	氏名（所属）	利益相反状況の開示項目
	新垣　理宣（群馬県立がんセンター）	全項目該当なし
	伊川　裕明（量子科学技術研究開発機構 QST 病院）	全項目該当なし
	石木　寛人（国立がん研究センター中央病院）	全項目該当なし
	上園　保仁（国立がん研究センター研究所）	1. バイオミメティクスシンパシーズ，第一三共 4. ツムラ，クラシエ薬品 6. ツムラ，第一三共，クラシエ製薬，エーザイ，バイオミメティクスシンパシーズ，マルホ 8. Advanced Brain Research International,Inc. 9. ツムラ，第一三共 2, 3, 5, 7, 10 については該当なし
	上野　尚雄（国立がん研究センター中央病院）	4. ソレイジア・ファーマ，ベーリンガーインゲルハイム 6. ソレイジア・ファーマ 1～3, 5, 7～10 については該当なし
	臼渕　公敏（宮城県立がんセンター）	全項目該当なし
I口腔	大木　宏介（茨城県立中央病院）	全項目該当なし
	小野　堅太郎（九州歯科大学）	全項目該当なし
	勝良　剛詞（新潟大学大学院）	全項目該当なし
	古賀　陽子（東京医科大学）	全項目該当なし
	木暮　麻優（がん研究会有明病院）	全項目該当なし
	小西　哲仁（国立がん研究センター東病院）	全項目該当なし
	曽我　賢彦（岡山大学病院）	全項目該当なし
	高橋　直樹（千葉県がんセンター）	全項目該当なし
	藤堂　真紀（埼玉医科大学国際医療センター）	全項目該当なし
	富塚　健（がん研究会有明病院）	全項目該当なし
	内藤　陽一（国立がん研究センター東病院）	4. 中外製薬，ノバルティスファーマ，ファイザー 6. アストラゼネカ，日本イーライリリー，ファイザー，IGNYTA INC 1～3, 5, 7～10 については該当なし
	光永　幸代（神奈川県立がんセンター）	全項目該当なし
	宮野　加奈子（国立がん研究センター研究所）	全項目該当なし

	氏名（所属）	利益相反状況の開示項目
I 口腔	森　毅彦（慶應義塾大学）	4．ファイザー，MSD 6．旭化成 1〜3，5，7〜10については該当なし
	八岡　和歌子（国立がん研究センター中央病院）	全項目該当なし
II 口腔以外	青山　徹（横浜市立大学）	全項目該当なし
	安藤　孝将（富山大学）	全項目該当なし
	大田　史江（神戸大学医学部附属病院）	全項目該当なし
	北村　寛（富山大学）	4．アストラゼネカ，サノフィ，ファイザー，ブリストル・マイヤーズスクイブ，MSD，ヤンセンファーマ 6．アステラス製薬，武田薬品工業，バイエル薬品，MSD，アストラゼネカ，サノフィ 1〜3，5，7〜10については該当なし
	白鳥　聡一（北海道大学大学院）	全項目該当なし
	全田　貞幹（国立がん研究センター東病院）	全項目該当なし
	豊嶋　崇徳（北海道大学大学院）	4．MSD，協和キリン，武田薬品工業，ノバルティスファーマ，ファイザー，ブリストル・マイヤーズスクイブ，セルジーン，大日本住友製薬，中外製薬，ヤンセンファーマ 6．富士製薬工業，愛育病院，大日本住友製薬，日本新薬，武田薬品工業，塩野義製薬，中外製薬，サノフィ，日本血液学会，アステラス製薬，協和キリン，エーザイ，帝人ファーマ，ファイザー 1〜3，5，7〜10については該当なし
	中村　路夫（市立札幌病院）	4．第一三共 1〜3，5〜10については該当なし
	浜本　康夫（慶應義塾大学）	全項目該当なし
	溝脇　尚志（京都大学大学院）	6．三菱重工業 1〜5，7〜10については該当なし
	渡邉　真一（松山大学）	全項目該当なし

目　次

本手引きについて　13

I　口腔

総論

Q1　がん治療に伴う口腔粘膜炎は，臨床上どのような悪影響を及ぼすか？　16

Q2　殺細胞性抗がん薬や頭頸部放射線療法による口腔粘膜炎の発症機序はどのようなものか？　18

Q3　殺細胞性抗がん薬による口腔粘膜炎が発症しやすい薬剤・レジメンはどのようなものか？　また，その具体的な発症頻度はどの程度か？　21

Q4　殺細胞性抗がん薬による口腔粘膜炎の臨床的特徴はどのようなものか？　25

Q5　分子標的薬による口腔粘膜炎（口内炎）の発症機序はどのようなものか？　27

Q6　分子標的薬による口腔粘膜炎（口内炎）が発症しやすい薬剤・レジメンはどのようなものか？　また，その具体的な発症頻度はどの程度か？　29

Q7　分子標的薬による口腔粘膜炎（口内炎）の臨床的特徴はどのようなものか？　33

Q8　頭頸部放射線療法による口腔粘膜炎の臨床的特徴はどのようなものか？　35

Q9　頭頸部放射線療法による口腔粘膜炎の増悪因子にはどのようなものがあるか？　37

Q10　化学放射線療法による口腔粘膜炎が発症しやすい薬剤・レジメンはどのようなものか？また，その具体的な発症頻度はどの程度か？　39

Q11　造血幹細胞移植後の粘膜障害である慢性移植片対宿主病（GVHD）の口腔症状とはどのようなものか？　41

Q12　治療毒性として起こる口腔粘膜炎の評価方法にはどのようなものがあるか？　44

Q13　口腔粘膜炎の診断において，鑑別すべき疾患・病態にはどのようなものがあるか？　46

各論1　予防的対応

Q1　口腔粘膜炎の予防的な管理に口腔衛生管理（口腔ケア）は推奨されるか？　48

Q2　予防的な対応として推奨される口腔衛生管理（口腔ケア）の具体的な内容は？　51

Q3　口腔粘膜炎の予防に，LLLT（低反応レベルレーザー療法または低反応レベル光療法）なども含めた photobiomodulation（PBM）は推奨されるか？　58

Q4　口腔粘膜炎の予防に，クライオセラピーは推奨されるか？　62

Q5　分子標的薬による粘膜障害に対して，推奨される特異的な予防法はあるか？　64

Q6　口腔粘膜炎の予防に，亜鉛の内服は推奨されるか？　66

Q7　口腔粘膜炎の予防に，どのような含嗽が推奨されるか？　69

Q8　口腔粘膜炎の予防に，ピロカルピンの予防投与は推奨されるか？　72

Q9　頭頸部放射線療法における粘膜障害の予防に，治療開始前の歯科金属冠の除去は推奨されるか？　74

Q10　頭頸部放射線療法による口腔粘膜炎の予防に，放射線治療補助器具は推奨されるか？　77

各論2　治療的対応

Q1　口腔粘膜炎の疼痛には，どのような治療，管理が推奨されるか？　83

Q2　口腔粘膜炎の治療に，漢方薬（半夏瀉心湯）は推奨されるか？　86

Q3　口腔粘膜炎の治療（疼痛緩和）に，口腔粘膜保護材は推奨されるか？　89

Q4　口腔粘膜炎の治療に，栄養管理，食事支援は推奨されるか？　91

Q5　口腔粘膜炎の治療に，アミノ酸などの経口補充投与は有効か？　93

Q6　頭頸部がん粒子線（陽子線・重粒子線）治療による口腔粘膜炎に対して，特異的に推奨される治療はあるか？　通常の高エネルギーX線での放射線療法と比較して，口腔粘膜炎の病態や対応に違いはあるか？　97

Q7　移植後の慢性移植片対宿主病（GVHD）の口腔症状の治療として推奨される具体的な対応は？　100

Ⅱ　口腔以外

総論

Q1　がん治療に伴う粘膜炎のうち，口腔以外に起こる粘膜炎にはどのようなものがあるか？　106

Q2　口腔以外に起こる粘膜炎の発生機序はどのようなものか？　109

Q3　口腔以外の粘膜炎の発現頻度はどの程度か？　111

Q4　口腔以外の粘膜炎を増悪させる因子はどのようなものか？　115

Q5　殺細胞性抗がん薬による下痢の発生機序はどのようなものか？　117

Q6　分子標的薬による下痢の発生機序はどのようなものか？　118

Q7　免疫チェックポイント阻害薬による下痢・大腸炎の発生機序はどのようなものか？　121

Q8　出血性膀胱炎の発生機序はどのようなものか？　122

Q9　消化管急性移植片対宿主病（GVHD）の発生機序はどのようなものか？　123

各論1　口腔以外の粘膜炎の予防および早期診断

Q1　放射線性粘膜炎を早期発見するには？　125

Q2　放射線性直腸炎にはどのような予防策が有効か？　127

Q3　フッ化ピリミジン系薬剤による下痢症を予測する臨床的因子はあるか？　128

Q4　フッ化ピリミジン系薬剤による消化器毒性を予測するために遺伝子検査は有用か？　130

Q5　イリノテカンによる下痢症は UGT1A1 遺伝子多型により予測可能か？　131

Q6　免疫チェックポイント阻害薬による免疫関連有害事象（irAE）の診断に必要な検査はどのようなものか？　132

Q7　イホスファミドとシクロホスファミドによる血尿に対してどのような予防策が有効か？　134

Q8　急性移植片対宿主病（GVHD）発症にはどのような予防策が有効か？　135

Q9　急性 GVHD 発症のリスク因子はどのようなものか？　136

Q10　消化管急性 GVHD の診断に必要な検査はどのようなものか？　138

各論 2　口腔以外の粘膜炎の治療

Q1　放射線性消化管粘膜炎の際の食事でどのような点に気をつけるとよいか？　140

Q2　放射線性食道炎に対するケアとしてどのようなことに気をつけるとよいか？　141

Q3　放射線療法に伴う下痢症状の苦痛緩和にはどのようなケアが重要か？　143

Q4　晩期放射線性直腸炎に対して高気圧酸素療法は推奨されるか？　146

Q5　晩期放射線性直腸炎に対してスクラルファート注腸は推奨されるか？　147

Q6　晩期放射線性直腸炎に対してステロイド注腸は推奨されるか？　148

Q7　晩期放射線性直腸出血に対して経内視鏡下でのアルゴンプラズマ凝固は推奨されるか？　149

Q8　殺細胞性抗がん薬による下痢に対してどのような治療が有用か？　150

Q9　5-FU とイリノテカンによる下痢症に対して半夏瀉心湯は有用か？　151

Q10　分子標的薬による下痢に対してどのような治療が有用か？　153

Q11　免疫チェックポイント阻害薬による免疫関連有害事象（irAE）としての大腸炎にステロイド投与は推奨されるか？　154

Q12　出血性膀胱炎に対してどのような治療が有用か？　156

Q13　消化管急性 GVHD に対する一次治療として推奨される治療はどのようなものか？　158

Q14　消化管急性 GVHD に対する一次治療としての全身ステロイド治療の効果判定はいつ頃に行うべきか？　また，ステロイドの減量はどのように行えばよいか？　160

Q15　一次治療抵抗性の消化管急性 GVHD に対して，二次治療として推奨される治療はどのようなものか？　161

付　参考資料

がん治療における口腔支持療法のための口腔粘膜炎評価マニュアル

• 口腔粘膜の特徴　164
• 口腔部位による粘膜構造の差　166
• 口腔内観察部位（12 部位）　168

・口唇　170
・頬粘膜　171
・舌　172
・口腔底　174
・硬口蓋　175
・軟口蓋　176
・口腔粘膜炎の好発部位　177
・CTCAE について　179
・口腔粘膜炎のグレーディングの考え方　180
・Grade 1　181
・Grade 2　182
・Grade 3　183
・Grade 4　184

索引　186

本手引きについて

1. 口腔

　がん薬物療法，頭頸部がん放射線および化学放射線療法において，口腔粘膜炎は頻度の高い有害事象である。しかし，信頼性の高いエビデンスに基づいた，確立した予防法や治療法に乏しく，国外においては Multinational Association of Supportive Care in Cancer/International Society of Oral Oncology（MASCC/ISOO）や National Comprehensive Cancer Network（NCCN）など，いくつかの専門団体がガイドラインや指針を公表しているものの，日本国内で応用しづらい内容もあり，知識としては有用であっても，実臨床では活用しきれていない面もあった。結果的に，わが国での口腔粘膜炎に対する具体的な対応は，施設によって多種多様であり，経験に基づく施設独自の方法であることも少なくない現状があった。

　本手引き「Ⅰ. 口腔」の目的は，がん支持医療として口腔粘膜炎の対応に携わる医師，看護師，歯科医師，歯科衛生士，薬剤師，管理栄養士といった医療職を対象に，現時点でコンセンサスを得られている口腔粘膜炎の予防・治療のための具体的な指針を示すことにある。

　作成にあたっては，この分野におけるエビデンスが少ないことから，今回はガイドラインとはせず，対応の利益と不利益を重視した「手引き」とし，その内容は MASCC/ISOO が提唱し，日本語訳版も公開されている「がん治療に伴う粘膜障害に対するエビデンスに基づいた臨床診療ガイドライン」を参考にして，日本国内の現状に合わせた，実臨床で活用できるものとなるように配慮した。

　形式は，口腔粘膜炎の対応に関するクリニカルクエスチョン（CQ）に対して関連論文やエビデンスを提示して回答するものとし，CQ の回答におけるソースとなる文献は，PubMed を用いた系統的文献検索とその関連文献，ならびに MASCC/ISOO のガイドラインに引用されている文献とした。文献の検索対象期間は 2019 年 7 月までとした。エビデンスレベル，推奨度に関しては，この分野ではまだ正式な確定が困難なことから，今回は混乱，誤解を避けるために具体的な記載は行わなかった。

　実際の作成は，日本がんサポーティブケア学会（JASCC）粘膜炎部会および日本がん口腔支持療法学会（JAOSCC）と協働して行った。CQ の設定ののち，各方面の有識者に各項目の回答の原案作成および主要論文の収集・要約を依頼した。作成された原案は，JASCC 粘膜炎部会および JAOSCC が各々で会議を行い，内容の加筆修正を行った。その後，JASCC のガイドライン委員会による作成プロセスの予備的評価，JASCC のアドバイザーとして連携している 24 のがん関連学会のコメント，およびパブリックコメントを求め，得られた意見をできるだけ反映させ完成させた。

2. 口腔以外

　がん治療，特に薬物療法，放射線療法，造血幹細胞移植において，粘膜炎は問題となることが多い有害事象の一つである。さらに，手術などほかのがん治療法においても粘膜炎が起こることが知られている。人体において粘膜は，口腔以外に，眼球・眼瞼の結膜，鼻腔・副鼻腔，

咽頭・喉頭，食道から肛門の消化管，膀胱・尿道などの尿路，腟・外陰など，全身に存在する。粘膜炎の発生機序はさまざまだが，患者の QOL 低下ばかりでなく，抗がん治療の強度の減弱あるいは中断をもたらし，その効果に負の影響を及ぼす。臨床的に克服すべき問題であるにもかかわらず，エビデンスに基づいた，確立した予防法や治療法は口腔以上に乏しく，Multinational Association of Supportive Care in Cancer（MASCC），European Society for Medical Oncology（ESMO），National Comprehensive Cancer Network（NCCN）などがガイドラインや指針を公開しているものの，全身のさまざまな粘膜炎の病態に十分に対応できていない面もあり，また，わが国の実情と異なる点も見受けられる。消化管粘膜炎は比較的エビデンスが蓄積しているが，それ以外はエビデンスの蓄積が十分でない領域がほとんどで，教科書などにおいても領域によって対処法の記載や対処法に対する評価が異なっていることが少なくない。そのような現状で，実臨床では，担当者の知識と施設の経験則で対処されていることが多かったが，この問題に正面から取り組み，手引きの作成を試みたのが，今回の日本がんサポーティブケア学会（JASCC）の事業である。

　本手引きの目的は，がん支持医療として粘膜炎に対処する医師，看護師，薬剤師，管理栄養士といった医療職を対象に，現時点で判明している粘膜炎の機序，ある程度のコンセンサスを得られている粘膜炎の予防や早期診断，治療の具体的な指針を示すことにある。

　作成にあたっては，この分野におけるエビデンスは「口腔」にも増して乏しいことから，対応の利益と不利益を重視した「手引き」とし，MASCC/ISOO が提唱し，日本語訳版も公開されている「がん治療に伴う粘膜障害に対するエビデンスに基づいた臨床診療ガイドライン」などを参考にして，わが国の現状に合わせて，できる限り実臨床で活用できるものとなるように心がけた。

　形式は，粘膜炎の対応に関するクリニカルクエスチョン（CQ）に対して関連論文やエビデンスを提示して回答するものとし，CQ の回答におけるソースとなる文献は，PubMed を用いた系統的文献検索とその関連文献，ならびに MASCC/ISOO のガイドラインに引用されている文献とした。文献の検索対象期間は 2019 年 4 月までとした。

　作成は，JASCC 粘膜炎部会が，アドバイザーとして連携している 24 のがん関連学会の協力を得て行った。CQ を設定したのち，各方面の有識者に各項目の回答の原案作成および主要論文の収集・要約を依頼した。作成された原案は，JASCC 粘膜炎部会の検討会議にて内容の加筆修正を行った。その後，関連学会のコメントおよびパブリックコメントを求め，得られた意見をできるだけ反映させた。また，JASCC のガイドライン委員会による作成プロセスの予備的評価，理事会における承認を受けた。今回の「手引き」は将来の「ガイドライン」発行への第一歩とお考えいただき，皆様からのご意見とエビデンスの蓄積をみながら，更新・改訂を続けていく所存である。

I. 口腔

Q1 がん治療に伴う口腔粘膜炎は，臨床上どのような悪影響を及ぼすか？

A1 口腔粘膜炎は，がん患者の QOL を低下させるだけでなく，感染症のリスクを上げ，がん治療の円滑な遂行，完遂を妨げる用量制限毒性である。

解 説

　化学療法や造血幹細胞移植において，口腔粘膜炎は発症頻度の高い有害事象の一つである。標準用量の化学療法を受ける患者の 5〜50％，造血幹細胞移植などに関連する高用量化学療法では 68〜98％の患者に口腔粘膜炎が発症すると報告されている（21 頁，総論 Q3 参照）。また，一部の分子標的薬〔mTOR 阻害薬，EGFR-TKI（上皮成長因子受容体チロシンキナーゼ阻害薬）など〕によっても，殺細胞性抗がん薬以上の高頻度で口腔粘膜炎が発症する。

　粘膜炎は痛みにより患者を苦しめ，経口摂取量を低下させ低栄養状態や脱水を招き，感染の侵入門戸となり全身感染症の契機になるなど，QOL の低下を招くのみならず，全身状態に影響を与え，がん治療の大きな妨げとなることもある。適切な口腔粘膜炎のマネジメントは，がん治療の成否にも関連する側面がある。

　口腔粘膜炎は頻度が高い有害事象であるものの，いまだ確立された予防法や治療法に乏しく，また Grade 1〜2 の軽度〜中等度で自然に消退する症例も多いことから，対応が軽視されがち，あるいは後回しになりがちな面があった。

　しかし，口腔粘膜炎は，①疼痛により患者の QOL を下げ，闘病意欲を減退させてしまう，②経口摂取を妨げ，低栄養や脱水を惹起し，全身状態を悪化させる，③骨髄抑制期の重大な感染リスク因子であり，潰瘍部の二次感染から全身感染症へ波及させる門戸となる，など局所の問題にとどまらず全身的な合併症へ波及するリスクがあり，がん治療の予後や，医療経済的な側面でも悪影響を及ぼすことが報告されている[1]。口腔粘膜炎の適切な管理は，感染制御，疼痛緩和，経口摂取支援を通して，がん治療の質を担保し，患者の療養生活の向上を支持する重要な支援となる[2)3]。

1) 患者の QOL への影響

　口腔粘膜炎の疼痛は，経口摂取や構音会話を障害し，患者の QOL を下げ，闘病意欲をくじく懸念がある。がん治療に伴う粘膜毒性の影響についての前向きの多施設共同研究では，口腔粘膜炎の重症度の増加する度合いごとに，QOL の有意な減少があることが示されている[4]。

2) 感染リスクへの影響

　口腔粘膜の潰瘍形成は，微生物に体内への侵入門戸を提供し，また，粘膜炎の発症時期は骨髄抑制に伴う好中球減少期でもあるため，全身の感染症の大きなリスク因子となる。実際に粘膜炎の重症度が，敗血症などの全身感染症の発症リスクや感染による死のリスクと有意に相関すると報告されている[5)6]。

3) 治療予後への影響

　薬物療法において，抗がん薬の投与量の減少や，スケジュールの遅延はその有効性および生存率の低下につながるため，レジメンを遵守した治療を提供することが重要である。粘膜炎の重症度は，化学療法の用量減少を余儀なくされるリスクに有意に関連し，円滑ながん治療を妨げると報告されている[7)8)]。

■引用文献

1）Lalla RV, Sonis ST, Peterson DE. Management of oral mucositis in patients who have cancer. Dent Clin North Am. 2008; 52 (1): 61-77. [PMID: 18154865]

2）Elad S, Bowen J, Zadik Y, Lalla RV; Mucositis Study Group of the Multinational Association of Supportive Care in Cancer/International Society of Oral Oncology (MASCC/ISOO). Development of the MASCC/ISOO Clinical Practice Guidelines for Mucositis: considerations underlying the process. Support Care Cancer. 2013; 21 (1): 309-12. [PMID: 23064884]

3）平成 30 年度厚生労働省・国立がん研究センター委託事業: 全国共通がん医科歯科連携講習会テキスト（第 2 版）

4）Cheng KK, Leung SF, Liang RH, Tai JW, Yeung RM, Thompson DR. Severe oral mucositis associated with cancer therapy: impact on oral functional status and quality of life. Support Care Cancer. 2010; 18 (11): 1477-85. [PMID: 19916030]

5）Peterson DE, Minah GE, Overholser CD, Suzuki JB, DePaola LG, Stansbury DM, et al. Microbiology of acute periodontal infection in myelosuppressed cancer patients. J Clin Oncol. 1987; 5 (9):1461-8. [PMID: 3625260]

6）Raber-Durlacher JE, Epstein JB, Raber J, van Dissel JT, van Winkelhoff AJ, Guiot HF, et al. Periodontal infection in cancer patients treated with high-dose chemotherapy. Support Care Cancer. 2002; 10 (6): 466-73. [PMID: 12353125]

7）Sonis ST, Oster G, Fuchs H, Bellm L, Bradford WZ, Edelsberg J, et al. Oral mucositis and the clinical and economic outcomes of hematopoietic stem-cell transplantation. J Clin Oncol. 2001; 19 (8): 2201-5. [PMID: 11304772]

8）Vera-Llonch M, Oster G, Ford CM, Lu J, Sonis S. Oral mucositis and outcomes of allogeneic hematopoietic stem-cell transplantation in patients with hematologic malignancies. Support Care Cancer. 2007; 15 (5): 491-6. [PMID: 17139495]

Q2 殺細胞性抗がん薬や頭頸部放射線療法による口腔粘膜炎の発症機序はどのようなものか？

A2 殺細胞性抗がん薬や頭頸部放射線療法による口腔粘膜炎は，抗がん薬や放射線の直接作用によるもの（直接毒性）と，骨髄抑制や粘膜の保護能を有する唾液成分の喪失など，二次的に口腔粘膜に影響を与えるもの（間接毒性）の，2つの因子により発症する。

解 説

　殺細胞性抗がん薬や放射線療法による口腔粘膜炎は，粘膜への外的な刺激によってではなく，細胞内に発生したフリーラジカル（活性酸素，reactive oxygen species；ROS）による基底細胞層への直接的な DNA 損傷や，ROS によって誘導された各種サイトカインによる炎症反応，細胞死（アポトーシス）の誘導などを経て生じる。粘膜の基底細胞（上皮細胞を生み出す，幹となる細胞）が障害を受けて上皮の形成が阻害されるため，粘膜は徐々に剥落して，びらんや潰瘍を形成してゆく。

　このような殺細胞性抗がん薬や放射線療法によって生じる口腔粘膜炎の発症機序は，2004年に Sonis により段階的に分類され，5つのフェーズ（開始期，シグナル伝達期，増幅期，潰瘍形成期，治癒期）に整理された（図 1）[1)2)]。現在でもこの分類は口腔粘膜炎の発症機序を説明する際に広く引用されている。

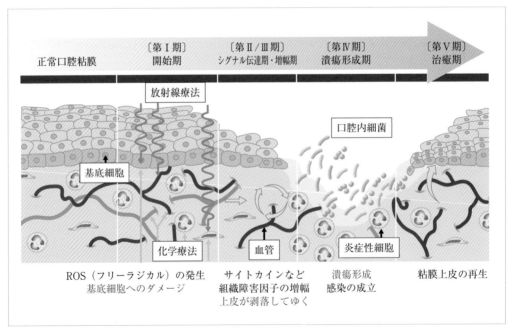

図1　口腔粘膜炎の発症機序

出典：Sonis ST. A biological approach to mucositis. J Support Oncol. 2004；2（1）：21-32.

1) 第Ⅰ期（開始期）

放射線や抗がん薬による細胞障害が始まる時期で，まだ肉眼的には口腔粘膜に明らかな症状は示されない。組織内にROS（フリーラジカル）が発生し，粘膜上皮細胞内に発生したROSは細胞のDNAを直接障害し，細胞死を引き起こす。この影響を最も強く受けるのが粘膜上皮の幹細胞である上皮基底細胞であり，これにより粘膜上皮の新生が停止する。

2) 第Ⅱ/Ⅲ期（シグナル伝達期・増幅期）

組織中に発生したROSにより，血管内皮細胞，線維芽細胞，マクロファージ，上皮細胞が活性化し，炎症性サイトカイン（TNF-α，IL-1β，IL-6など）の放出が誘導される。これら炎症性サイトカインにより，さらに粘膜に組織障害，細胞死が生じるだけでなく，炎症性サイトカインによる組織障害は，NF-κB経路を介してTNF-αをより産生させ，周囲の細胞にも連鎖的に細胞死を引き起こす。サイトカインは増幅され，それによって組織障害・粘膜炎も増悪し，それによってまたサイトカインが誘導・増幅されるという正のフィードバックが生じる。

また，これらのサイトカインの初期産生により，プロスタグランジンが産生され，血管透過性の亢進により粘膜は腫脹し，より傷つきやすくなる。

3) 第Ⅳ期（潰瘍形成期）

これまでの組織障害により粘膜上皮の新生が止まり，古い上皮細胞は剥落して粘膜は徐々に薄くなり，ついには潰瘍を形成するに至る。実際の潰瘍形成には，食事などに伴う物理・化学的刺激もトリガーとして重要と考えられている。また嘔吐は，胃酸による食道から咽頭，口腔内への酸刺激となるため，より広範囲の粘膜障害を引き起こす原因となりかねない。唾液分泌の減少は，粘膜同士の摩擦による物理的障害や緩衝能低下による化学的粘膜障害の可能性を上げる。加えて，唾液中には各種抗菌成分や再生促進因子が含まれているため，唾液分泌の減少は炎症増悪と治癒遅延にも関与すると考えられている[3]。

潰瘍表面には口腔内細菌のコロニーが形成され，局所の感染が成立すると，疼痛が増悪し，炎症反応も強くなる。特にグラム陰性菌の内毒素（LPS）はマクロファージのサイトカイン放出を促すため，口腔粘膜炎を増悪させることが知られている。この時期は，炎症により患者の疼痛が最も強い時期であると同時に，骨髄抑制による顆粒球減少が生じている時期でもあり，潰瘍部組織内での細菌増殖，感染の成立により症状を増悪させやすく，かつ粘膜炎の局所感染から菌血症や敗血症を引き起こすリスクが高まっており，口腔内の感染管理が非常に重要となる。

4) 第Ⅴ期（治癒期）

抗がん薬や放射線の影響がなくなると，粘膜上皮細胞の移動・増殖・分化が再開され，徐々に粘膜上皮の再生が起こり，粘膜は元の状態に治癒する。白血球数の回復による免疫能の復活も，粘膜炎の改善の重要な因子である。

以上のように，口腔粘膜炎は，抗がん薬や放射線の直接的な影響に加え，唾液分泌の低下による口腔粘膜の保護作用の低下，骨髄抑制による易感染状態などの複合的な影響により，予防や治療が困難な有害事象として顕在化している。

■引用文献

1) Sonis ST. A biological approach to mucositis. J Support Oncol. 2004; 2 (1): 21-32. [PMID: 15330370]
2) Sonis ST. Mucositis: The impact, biology and therapeutic opportunities of oral mucositis. Oral Oncol. 2009; 45 (12): 1015-20. [PMID: 19828360]
3) Bomfin LE, Braga CM, Oliveira TA, Martins CS, Foschetti DA, Santos AAQA, et al. 5-Fluorouracil induces inflammation and oxidative stress in the major salivary glands affecting salivary flow and saliva composition. Biochem Pharmacol. 2017; 145: 34-45. [PMID: 28867645]

総論

Q3 殺細胞性抗がん薬による口腔粘膜炎が発症しやすい薬剤・レジメンはどのようなものか？　また，その具体的な発症頻度はどの程度か？

A3 口腔粘膜炎の頻度の高い主な殺細胞性抗がん薬は，アントラサイクリン系薬剤，代謝拮抗薬のフッ化ピリミジン系薬剤，葉酸拮抗薬のメトトレキサートなどが挙げられる。

解　説

　がん薬物療法において，口腔粘膜炎は発症頻度の高い有害事象の一つである。標準用量の化学療法を受ける患者の5～50％，造血幹細胞移植などに関連する高用量化学療法では68～98％の患者に口腔粘膜炎が発症すると報告されている。一般的な口腔粘膜炎の発症頻度を表1に[1]，口腔粘膜炎を引き起こすリスクの高い代表的な薬剤・レジメンの一覧を表2に示す。

表1　口腔粘膜炎の発症頻度

標準的な化学療法	5～15％
骨髄抑制の強い化学療法	50％
頭頸部放射線療法	50％
自家造血幹細胞移植	68％
骨髄破壊的同種造血幹細胞移植	98％
頭頸部化学放射線療法	97％

出典：Bellm et al 2000, Bhatt et al 2010, Elting et al 2003, Filicko et al 2003, Kostler et al 2001, Li & Trovato 2012, Rose-Ped et al 2002, Sonis et al 2004, Trotti et al 2003, Vagliaino et al 2011

表 2-1　口腔粘膜炎の原因となる代表的な殺細胞性抗がん薬

抗がん薬の種類	分　類	抗がん薬名　一般名（商品名®）
アルキル化薬	ナイトロジェンマスタード類	シクロホスファミド（エンドキサン®），イホスファミド（イホマイド®），メルファラン（アルケラン®）
代謝拮抗薬	フッ化ピリミジン系	フルオロウラシル（5-FU®），テガフール・ギメラシル・オテラシルカリウム（ティーエスワン®），カペシタビン（ゼローダ®），テガフール　ウラシル（ユーエフティ®），テガフール（フトラフール®）
	シタラビン系	シタラビン（キロサイド®），ゲムシタビン（ジェムザール®）
	葉酸拮抗薬	メトトレキサート（メソトレキセート®），ペメトレキセドナトリウム（アリムタ®）
	ヌクレオシド系	トリフルリジン・チピラシル（ロンサーフ®）
抗腫瘍性抗生物質	アントラサイクリン系	ドキソルビシン（アドリアシン®，ドキシル®），ダウノルビシン（ダウノマイシン®），イダルビシン（イダマイシン®）
	ブレオマイシン系	ブレオマイシン（ブレオ®）
	マイトマイシン系	マイトマイシンC（マイトマイシン®）
	そのほか	アクチノマイシンD（コスメゲン®）
植物アルカロイド	ビンカアルカロイド系	ビンクリスチン（オンコビン®），ビンブラスチン（エクザール®），ビノレルビン（ナベルビン®）
	タキサン系	パクリタキセル（タキソール®，アブラキサン®），ドセタキセル（タキソテール®，ワンタキソテール®），カバジタキセル（ジェブタナ®）
	微小管伸長阻害薬	エリブリン（ハラヴェン®）
	トポイソメラーゼ I 阻害薬	イリノテカン（カンプト®，トポテシン®），ノギテカン（ハイカムチン®）
	トポイソメラーゼ II 阻害薬	エトポシド（ベプシド®，ラステット®）
白金製剤		シスプラチン（ランダ®），カルボプラチン（パラプラチン®），ネダプラチン（アクプラ®），オキサリプラチン（エルプラット®），ミリプラチン（ミリプラ®）

商品名は先発品を記載

表 2-2　口腔粘膜炎の原因となる代表的なレジメン

レジメン	使用薬剤	発症頻度 (All grades)
乳がん		
FAC[2] (n=736)	フルオロウラシル　500 mg/m² day1 ドキソルビシン　50 mg/m² day1 シクロホスファミド　500 mg/m² day1 1サイクル　21日	53%
TAC[2] (n=744)	ドセタキセル　75 mg/m² day1 ドキソルビシン　50 mg/m² day1 シクロホスファミド　500 mg/m² day1 1サイクル　21日	69%
AC[3] (n=510)	ドキソルビシン　60 mg/m² day1 シクロホスファミド　600 mg/m² day1 1サイクル　21日	45%

TC[3] (n=506)	ドセタキセル　75 mg/m² day1 シクロホスファミド　600 mg/m² day1 1 サイクル　21 日	33%
AT[4] (n=213)	ドキソルビシン　50 mg/m² day1 ドセタキセル　75 mg/m² day1 1 サイクル　21 日	58%
ドセタキセル[5] (n=222)	ドセタキセル　100 mg/m² day1 1 サイクル　21 日	51%
大腸がん		
XELOX[6] (n=171)	カペシタビン　1,000 mg/m²　1 日 2 回内服 14 日間 オキサリプラチン　130 mg/m² day1 1 サイクル　21 日	30%
FOLFOX4[7] (n=1,108)	ロイコボリンカルシウム　200 mg/m² day1,2 フルオロウラシル　400 and 600 mg/m² day1,2 オキサリプラチン　85 mg/m² day1 1 サイクル　14 日	42%
FOLFIRI[8] (n=110)	ロイコボリンカルシウム　200 mg/m² day1 フルオロウラシル　400 mg/m² and 2,400〜3,000 mg/m² day1 イリノテカン　180 mg/m² day1 1 サイクル　14 日	51%
FOLFOX6[8] (n=110)	ロイコボリンカルシウム　200 mg/m² day1 フルオロウラシル　400 mg/m² and 2,400〜3,000 mg/m² day1 オキサリプラチン　100 mg/m² day1,2 1 サイクル　14 日	46%
膀胱がん		
MVAC[9] (n=129)	メトトレキサート　30 mg/m² day1,15,22 ビンブラスチン　3 mg/m² day2,15,22 ドキソルビシン　30 mg/m² day2 シスプラチン　70 mg/m² day2 1 サイクル　28 日	70%
非小細胞肺がん		
カルボプラチン＋ゲ ムシタビン[10] (n=197)	ゲムシタビン　1,200 mg/m² days1,8 カルボプラチン　AUC 5 day1 1 サイクル　21 日	29%
非ホジキンリンパ腫		
R-CHOP[11] (n=202)	リツキシマブ　375 mg/m² day1 シクロホスファミド　750 mg/m² day1 ドキソルビシン　50 mg/m² day1 ビンクリスチン　1.4 mg/m² プレドニゾロン　40 mg/m² days1〜15 1 サイクル　21 日	27%
頭頸部がん		
シスプラチン＋放射 線療法[12] (n=171)	シスプラチン　100 mg/m² days1, 22 放射線併用	43%
セツキシマブ＋放射 線療法[13] (n=208)	セツキシマブ　400 mg/m²→250 mg/m² 放射線併用	56%
食道がん		
シスプラチン＋ 5-FU＋放射線療法[14] (n=29)	シスプラチン　100 mg/m² days1, 29 フルオロウラシル　1,000 mg/m² days1〜4, 29〜32 放射線併用	42%

高頻度かつ代表的なものを一般名で表記

■引用文献

1) 日本がんサポーティブケア学会粘膜炎部会監訳.（JASCC がん支持医療ガイド翻訳シリーズ）EOCC（The European Oral Care in Cancer Group）口腔ケアガイダンス第 1 版日本語版. 2018.

2) Martin M, Pienkowski T, Mackey J, Pawlicki M, Guastalla JP, Weaver C, et al; Breast Cancer International Research Group 001 Investigators. Adjuvant docetaxel for node-positive breast cancer. N Engl J Med. 2005; 352 (22): 2302-13. [PMID: 15930421]

3) Jones SE, Savin MA, Holmes FA, O'Shaughnessy JA, Blum JL, Vukelja S, et al. Phase Ⅲ trial comparing doxorubicin plus cyclophosphamide with docetaxel plus cyclophosphamide as adjuvant therapy for operable breast cancer. J Clin Oncol. 2006; 24 (34): 5381-7. [PMID: 17135639]

4) Nabholtz JM, Falkson C, Campos D, Szanto J, Martin M, Chan S, et al; TAX 306 Study Group. Docetaxel and doxorubicin compared with doxorubicin and cyclophosphamide as first-line chemotherapy for metastatic breast cancer: results of a randomized, multicenter, phase Ⅲ trial. J Clin Oncol. 2003; 21 (6): 968-75. [PMID: 12637459]

5) Jones SE, Erban J, Overmoyer B, Budd GT, Hutchins L, Lower E, et al. Randomized phase Ⅲ study of docetaxel compared with paclitaxel in metastatic breast cancer. J Clin Oncol. 2005; 23 (24): 5542-51. [PMID: 16110015]

6) Díaz-Rubio E, Tabernero J, Gómez-España A, Massutí B, Sastre J, Chaves M, et al; Spanish Cooperative Group for the Treatment of Digestive Tumors Trial. Phase Ⅲ study of capecitabine plus oxaliplatin compared with continuous-infusion fluorouracil plus oxaliplatin as first-line therapy in metastatic colorectal cancer: final report of the Spanish Cooperative Group for the Treatment of Digestive Tumors Trial. J Clin Oncol. 2007; 25 (27): 4224-30. [PMID: 17548839]

7) André T, Boni C, Mounedji-Boudiaf L, Navarro M, Tabernero J, Hickish T, et al; Multicenter International Study of Oxaliplatin/5-Fluorouracil/Leucovorin in the Adjuvant Treatment of Colon Cancer (MOSAIC) Investigators. Oxaliplatin, fluorouracil, and leucovorin as adjuvant treatment for colon cancer. N Engl J Med. 2004; 350 (23): 2343-51. [PMID: 15175436]

8) Tournigand C, André T, Achille E, Lledo G, Flesh M, Mery-Mignard D, et al. FOLFIRI followed by FOLFOX6 or the reverse sequence in advanced colorectal cancer: a randomized GERCOR study. J Clin Oncol. 2004; 22 (2): 229-37. [PMID: 14657227]

9) Sternberg CN, de Mulder PH, Schornagel JH, Théodore C, Fossa SD, van Oosterom AT, et al; European Organization for Research and Treatment of Cancer Genitourinary Tract Cancer Cooperative Group. Randomized phase Ⅲ trial of high-dose-intensity methotrexate, vinblastine, doxorubicin, and cisplatin (MVAC) chemotherapy and recombinant human granulocyte colony-stimulating factor versus classic MVAC in advanced urothelial tract tumors: European Organization for Research and Treatment of Cancer Protocol no. 30924. J Clin Oncol. 2001; 19 (10): 2638-46. [PMID: 11352955]

10) Rudd RM, Gower NH, Spiro SG, Eisen TG, Harper PG, Littler JA, et al. Gemcitabine plus carboplatin versus mitomycin, ifosfamide, and cisplatin in patients with stage Ⅲ B or Ⅳ non-small-cell lung cancer: a phase Ⅲ randomized study of the London Lung Cancer Group. J Clin Oncol. 2005; 23 (1): 142-53. [PMID: 15625369]

11) Coiffier B, Lepage E, Briere J, Herbrecht R, Tilly H, Bouabdallah R, et al. CHOP chemotherapy plus rituximab compared with CHOP alone in elderly patients with diffuse large-B-cell lymphoma. N Engl J Med. 2002; 346 (4): 235-42. [PMID: 11807147]

12) Forastiere AA, Goepfert H, Maor M, Pajak TF, Weber R, Morrison W, et al. Concurrent chemotherapy and radiotherapy for organ preservation in advanced laryngeal cancer. N Engl J Med. 2003; 349 (22): 2091-8. [PMID: 14645636]

13) Bonner JA, Harari PM, Giralt J, Azarnia N, Shin DM, Cohen RB, et al. Radiotherapy plus cetuximab for squamous-cell carcinoma of the head and neck. N Engl J Med. 2006; 354 (6): 567-78. [PMID: 16467544]

14) Tepper J, Krasna MJ, Niedzwiecki D, Hollis D, Reed CE, Goldberg R, et al. Phase Ⅲ trial of trimodality therapy with cisplatin, fluorouracil, radiotherapy, and surgery compared with surgery alone for esophageal cancer: CALGB 9781. J Clin Oncol. 2008; 26 (7): 1086-92. [PMID: 18309943]

総論

Q4 殺細胞性抗がん薬による口腔粘膜炎の臨床的特徴はどのようなものか？

A4 一般的に発症する口内炎と異なり，殺細胞性抗がん薬による口腔粘膜炎は，発症時期，経過，好発部位に特徴がある。

解 説

　一般的に口腔粘膜の発赤や，びらん〜潰瘍形成を総称して「口内炎」と広義に呼ばれているが，化学療法や頭頸部領域への放射線療法などの，がん治療に付随して生じる口腔粘膜の炎症，潰瘍形成といった粘膜の病変は「口腔粘膜炎」と定義されており，日常我々が経験するいわゆる「口内炎」とは成因や臨床病態が異なるため区別されている。

　殺細胞性抗がん薬による粘膜障害は，通常は抗がん薬投与後5〜7日目頃から発症し，局所感染などの治癒遷延の問題がなければ10日〜2週間程度で上皮化，治癒する経過をとる（図1）[1]。多くは Grade 1〜2 の軽度〜中等度で自然に消退するが，ときに重症化，遷延する。用いられる抗がん薬のレジメンから，その発症の頻度，程度は，ある程度予測することが可能である。

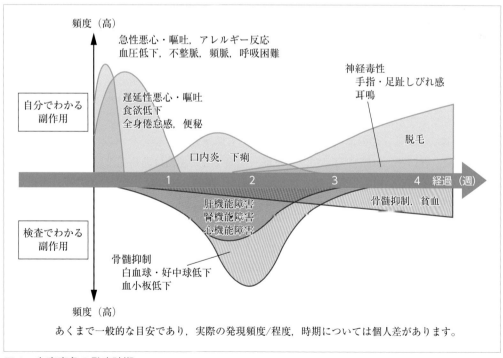

図1　有害事象の発症時期
粘膜障害は，化学療法の5〜7日後に発症する。感染を伴わなければ10日〜2週間程度で治癒する。
出典：国立がん研究センターがん情報サービス「化学療法全般について」

口唇裏面	頰粘膜	舌縁部から舌腹（舌の裏側）

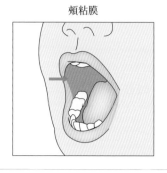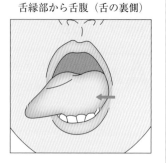

図2　口腔粘膜炎の好発部位
発症部位はほとんどが可動性のある非角化粘膜である。

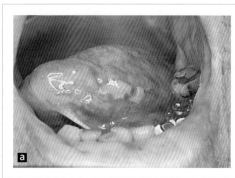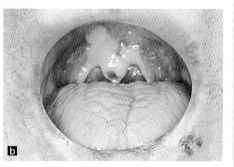

図3　口腔粘膜炎の臨床像
a　化学療法中に発症した口腔粘膜炎。左舌縁部に潰瘍形成を認める。
b　頭頸部放射線治療中に発症した口腔粘膜炎。軟口蓋部に広範囲に偽膜を伴う潰瘍形成を認める。

　口腔・咽頭の粘膜は重層扁平上皮で被覆されており，機械的刺激を受けやすい部位は角化し，上皮の層も厚くなるため，粘膜の性状は一様ではなく，部位によって表層の角化の有無や程度（厚み）の違いがある。この違いが粘膜炎の発症にも関連している。

　口唇，頰，軟口蓋，口腔底（口底），舌下面，咽頭などの粘膜は非角化重層扁平上皮であり，可動性に富む柔らかい組織であるのに対して，歯肉，顎堤，硬口蓋，舌背部の粘膜は角化重層扁平上皮であり，上皮の厚みもあるため摩擦などの機械的刺激に耐えることができる。

　柔らかい非角化上皮はターンオーバー（上皮の交換に要する時間）が角化上皮に比べ短いという特徴がある。そのため殺細胞性抗がん薬による口腔粘膜炎は，口唇裏面，舌縁部，舌腹（舌の裏側），頰粘膜，軟口蓋などの可動性に富む非角化粘膜である部位に好発し，舌背（可動性はあるが特殊な角化粘膜），歯肉，硬口蓋などの角化粘膜にはあまり発症しないという好発部位の特徴がある（図2，図3)[2]。

■引用文献
1）国立がん研究センターがん情報サービス．https://ganjoho.jp/public/index.html
2）Scully C, Sonis S, Diz PD. Oral mucositis. Oral Dis. 2006; 12 (3): 229-41. ［PMID: 16700732］

Q5 分子標的薬による口腔粘膜炎（口内炎）の発症機序はどのようなものか？

A5 詳細は不明。殺細胞性抗がん薬や放射線療法による口腔粘膜炎とは異なる発症機序と推察されている。

解　説

mTOR 阻害薬や EGFR-TKI といった分子標的薬によっても，ときに殺細胞性抗がん薬以上の高頻度で粘膜障害が発症することが知られているが，その発症機序については，臨床所見の相違からも，殺細胞性抗がん薬や放射線療法による口腔粘膜炎とは異なると推察されている。

1) mTOR 阻害薬

mTOR 阻害薬による口腔粘膜炎の発症機序は，T 細胞を介した炎症反応の関与が示唆され，用量依存的であるが，詳細は不明である[1]。mTOR 阻害薬は血管新生阻害作用や血糖上昇作用を介して創傷治癒を遅延させる可能性があり，これが口腔粘膜炎の病態形成に関与している可能性もある[2)3]。口腔粘膜モデルを用いた検討ではあるが，エベロリムス投与 24 時間後には，細胞死（アポトーシス），細胞増殖の抑制，IL-6 および IL-8 の上昇を引き起こすことが報告されており，これらの作用が粘膜障害に寄与していることも推察される[4]。粘膜障害が生じた後の二次感染に関しては，殺細胞性抗がん薬による口腔粘膜炎と同様の機序であると推察される。

2) EGFR-TKI

EGFR-TKI の口腔粘膜炎の発症の根底にある正確な病態生理は完全には解明されていない[5)~8]。TKI（チロシンキナーゼ阻害薬：細胞増殖のシグナルを伝達するうえで重要となるチロシンキナーゼという酵素の働きを阻害する）により，粘膜上皮細胞の正常な代謝回転が妨げられること[5]，また，上皮成長因子受容体（EGFR）は口腔粘膜上皮にも存在して，口腔粘膜上皮の分化や増殖に関与しており，口腔粘膜の炎症，菲薄化，分化や増殖の異常が起こり得るため，これらの機序が口腔粘膜炎の発症に関与していると考えられる[6)~9]。

■ 引用文献

1) de Oliveira MA, Martins E Martins F, Wang Q, Sonis S, Demetri G, George S, et al. Clinical presentation and management of mTOR inhibitor-associated stomatitis. Oral Oncol. 2011; 47 (10): 998-1003.［PMID: 21890398］
2) 太田嘉英, 栗田浩, 梅田正博. エベロリムス治療に伴う口内炎のマネジメント. 癌と化療. 2016; 43 (2): 203-9.［PMID: 27067683］
3) Boers-Doets CB, Raber-Durlacher JE, Treister NS, Epstein JB, Arends AB, Wiersma DR, et al. Mammalian target of rapamycin inhibitor-associated stomatitis. Future Oncol. 2013; 9 (12): 1883-92.［PMID: 24295418］
4) Sonis S, Andreotta PW, Lyng G. On the pathogenesis of mTOR inhibitor-associated stomatitis (mIAS)-studies using an organotypic model of the oral mucosa. Oral Dis. 2017; 23 (3): 347-52.［PMID: 27896917］
5) Kato S, Saito A, Matsuda N, Suzuki H, Ujiie M, Sato S, et al. Management of afatinib-induced stomatitis.

Mol Clin Oncol. 2017 ; 6 (4) : 603-5. [PMID : 28413677]

6) Vigarios E, Epstein JB, Sibaud V. Oral mucosal changes induced by anticancer targeted therapies and immune checkpoint inhibitors. Support Care Cancer. 2017 ; 25 (5) : 1713-39. [PMID : 28224235]

7) Watters AL, Epstein JB, Agulnik M. Oral complications of targeted cancer therapies : a narrative literature review. Oral Oncol. 2011 ; 47 (6) : 441-8. [PMID : 21514211]

8) Lacouture ME, Anadkat MJ, Bensadoun RJ, Bryce J, Chan A, Epstein JB, et al ; MASCC Skin Toxicity Study Group. Clinical practice guidelines for the prevention and treatment of EGFR inhibitor-associated dermatologic toxicities. Support Care Cancer. 2011 ; 19 (8) : 1079-95. [PMID : 21630130]

9) Lacouture ME. Mechanisms of cutaneous toxicities to EGFR inhibitors. Nat Rev Cancer. 2006 ; 6 (10) : 803-12. [PMID : 16990857]

総論

Q6 分子標的薬による口腔粘膜炎（口内炎）が発症しやすい薬剤・レジメンはどのようなものか？ また，その具体的な発症頻度はどの程度か？

A6 mTOR 阻害薬や経口マルチキナーゼ VEGF 阻害薬などの分子標的薬で発症しやすい。免疫チェックポイント阻害薬（抗 PD-1/PD-L1 抗体）でも粘膜障害の報告があるが，その頻度は低い。

解 説

　mTOR 阻害薬や経口マルチキナーゼ VEGF 阻害薬などの分子標的薬[1)~14)] の投与により高頻度に口腔粘膜炎（口内炎）が発症することが報告されている。

　免疫チェックポイント阻害薬（抗 PD-1/PD-L1 抗体）では，全 Grade で 2% 程度，Grade 3 以上は 0~1% と頻度は低い[7)]。

表1　口腔粘膜炎（口内炎）の発症リスクのある分子標的薬

分子標的薬の種類	分類	分子標的薬名　一般名（商品名®）
シグナル伝達系阻害薬（小分子）	mTOR 阻害薬	エベロリムス（アフィニトール®），テムシロリムス（トーリセル®）
	血管新生阻害薬・マルチキナーゼ阻害薬	ソラフェニブ（ネクサバール®），スニチニブ（スーテント®），アキシチニブ（インライタ®），パゾパニブ（ヴォトリエント®），レゴラフェニブ（スチバーガ®），レンバチニブ（レンビマ®），バンデタニブ（カプレルサ®）
	EGFR（HER）阻害薬	アファチニブ（ジオトリフ®），ゲフィチニブ（イレッサ®），エルロチニブ（タルセバ®），ラパチニブ（タイケルブ®）
抗体薬	EGFR に対する抗体薬	セツキシマブ（アービタックス®），パニツムマブ（ベクティビックス®）

表2　分子標的薬による口腔粘膜炎の発症頻度（添付文書情報，2019 年 8 月現在）

薬剤	口腔粘膜炎/口内炎の頻度（添付文書による）	薬剤	口腔粘膜炎/口内炎の頻度（添付文書による）
ベバシズマブ	11.8%	パゾパニブ	5〜30%未満
ラムシルマブ	20%以上（併用投与時）	ベムラフェニブ	1〜5%未満
アフリベルセプト	5%以上	ダブラフェニブ	1〜10%未満
パニツムマブ	11%	トラメチニブ	1〜10%未満
セツキシマブ	0.5〜10%未満	エンコラフェニブ	5%未満
リツキシマブ	11.7%	ビニメチニブ	5%未満
トラスツズマブ	2〜10%未満	パルボシクリブ	20%以上
ペルツズマブ	5%以上	アベマシクリブ	5〜20%未満
トラスツズマブ エムタンシン	1〜5%未満	オラパリブ	1〜10%未満
エベロリムス	61.0%	アレムツズマブ	1〜10%未満
テムシロリムス	37.6%	レナリドミド	1%未満
シロリムス	78.0%	ボルテゾミブ	5%未満
ラパチニブ	1〜10%未満	イキサゾミブ	5%未満
ゲフィチニブ	1〜10%未満	カルフィルゾミブ	記載なし
エルロチニブ	9.6%	ダラツムマブ	記載なし
オシメルチニブ	22.6%	エロツズマブ	記載なし
ダコミチニブ	10%以上	イノツズマブオゾガマイシン	記載なし
アファチニブ	71.1%	ゲムツズマブオゾガマイシン	3.0%
バンデタニブ	1〜10%未満	ブレンツキシマブ ベドチン	10%以上
アレクチニブ	5%以上 15%未満	ブリナツモマブ	1〜5%未満
クリゾチニブ	記載なし	フォロデシン	5〜10%未満
セリチニブ	記載なし	イブルチニブ	10%未満 5%以上
ロルラチニブ	記載なし	オビヌツズマブ	2%以上 10%未満
ニンテダニブ	記載なし	オファツムマブ	記載なし
イマチニブ	1〜5%未満	ギルテリチニブ	5%未満
ダサチニブ	10%未満	モガムリズマブ	5%未満
ボスチニブ	10%以上	ルキソリチニブ	1〜5%未満
ニロチニブ	0.5〜1%未満	ニボルマブ	1〜5%未満
ポナチニブ	10%未満	ペムブロリズマブ	1〜10%未満
スニチニブ	52.7%	イピリムマブ	5%未満
レゴラフェニブ	10%以上	デュルバルマブ	記載なし
ソラフェニブ	10%以上	アベルマブ	1%未満
アキシチニブ	14.3%	アテゾリズマブ	1%以上 5%未満
レンバチニブ	10〜30%未満		

表3　高頻度に口腔粘膜炎（口内炎）を発症する分子標的薬またはそれを含むレジメン

医薬品名（レジメン名）	発症割合 全 Grade（上段） ≧Grade 3（下段）	特徴
乳がん・腎細胞がん		
エベロリムス[1]~[5]	56%（n=482）	口内炎の初発までの期間は中央値で 29 日，初回開始の週に発症することもある[4][6]。 アフタ性口内炎[6]~[8] を呈する（楕円形で孤立して生じる）。 Grade 3 以上は 8.1%，部位は口唇，舌（側縁，舌腹）の非角化粘膜が多い。 投与後，断続的に発症を繰り返す。
	8%（n=482）	
肺がん		
アファチニブ[7][9][10]	72.1%（n=229）	日本人では投与開始から14日以内は75.9%（41/54例）。 初回発症までの期間中央値は7日（最小値2日〜最大値294日）[9][10]。 日本人サブグループでの発症率は88.9%（48/54例），Grade 3 以上は 7.4%（4/54例）
	8.7%（n=229）	
頭頸部がん		
放射線療法＋シスプラチン ＋セツキシマブ[7][11][12]	43%（n=427）	治療開始後早期に症状が発症。 Grade 3 以上は高頻度。 セツキシマブ単剤では発症頻度は少ない[7][11]。
	28%（n=427）	
大腸がん		
パニツムマブ＋FOLFOX4 （レボホリナート＋5-FU ＋オキサリプラチン）[13][14]	26%（n=322）	パニツムマブ単剤では発症頻度は少ない。 FOLFOX4単独療法では全Gradeは12.5%（41/327例）と約半分の割合である[13]。
	5%（n=322）	

■引用文献

1）Baselga J, Campone M, Piccart M, Burris HA 3rd, Rugo HS, Sahmoud T, et al. Everolimus in post-menopausal hormone-receptor-positive advanced breast cancer. N Engl J Med. 2012; 366 (6): 520-9. [PMID: 22149876]

2）Noguchi S, Masuda N, Iwata H, Mukai H, Horiguchi J, Puttawibul P, et al. Efficacy of everolimus with exemestane versus exemestane alone in Asian patients with HER2-negative, hormone-receptor-positive breast cancer in BOLERO-2. Breast Cancer. 2014; 21 (6): 703-14. [PMID: 23404211]

3）Ito Y, Masuda N, Iwata H, Mukai H, Horiguchi J, Tokuda Y, et al. [Everolimus plus exemestane in postmenopausal patients with estrogen-receptor-positive advanced breast cancer - Japanese subgroup analysis of BOLERO -2]. Gan To Kagaku Ryoho. 2015; 42 (1): 67-75. Japanese. [PMID: 25596682]

4）Rugo HS, Pritchard KI, Gnant M, Noguchi S, Piccart M, Hortobagyi G, et al. Incidence and time course of everolimus-related adverse events in postmenopausal women with hormone receptor-positive advanced breast cancer: insights from BOLERO-2. Ann Oncol. 2014; 25 (4): 808-15. [PMID: 24615500]

5）Porta C, Osanto S, Ravaud A, Climent MA, Vaishampayan U, White DA, et al. Management of adverse events associated with the use of everolimus in patients with advanced renal cell carcinoma. Eur J Cancer. 2011; 47 (9): 1287-98. [PMID: 21481584]

6）ノバルティスファーマ株式会社．アフィニトール® 適正使用ガイド．

7）Vigarios E, Epstein JB, Sibaud V. Oral mucosal changes induced by anticancer targeted therapies and immune checkpoint inhibitors. Support Care Cancer. 2017; 25 (5): 1713-39. [PMID: 28224235]

8）de Oliveira MA, Martins E Martins F, Wang Q, Sonis S, Demetri G, George S, et al. Clinical presentation and management of mTOR inhibitor-associated stomatitis. Oral Oncol. 2011; 47 (10): 998-1003. [PMID: 21890398]

9) Sequist LV, Yang JC, Yamamoto N, O' Byrne K, Hirsh V, Mok T, et al. Phase Ⅲ study of afatinib or cisplatin plus pemetrexed in patients with metastatic lung adenocarcinoma with EGFR mutations. J Clin Oncol. 2013; 31 (27): 3327-34. [PMID: 23816960]

10) 日本ベーリンガーインゲルハイム株式会社. ジオトリフ® 適正使用ガイド.

11) メルクセローノ株式会社. アービタックス® 適正使用ガイド.

12) Ang KK, Zhang Q, Rosenthal DI, Nguyen-Tan PF, Sherman EJ, Weber RS, et al. Randomized phase Ⅲ trial of concurrent accelerated radiation plus cisplatin with or without cetuximab for stage Ⅲ to Ⅳ head and neck carcinoma: RTOG 0522. J Clin Oncol. 2014; 32 (27): 2940-50. [PMID: 25154822]

13) Douillard JY, Siena S, Cassidy J, Tabernero J, Burkes R, Barugel M, et al. Randomized, phase Ⅲ trial of panitumumab with infusional fluorouracil, leucovorin, and oxaliplatin (FOLFOX4) versus FOLFOX4 alone as first-line treatment in patients with previously untreated metastatic colorectal cancer: the PRIME study. J Clin Oncol. 2010; 28 (31): 4697-705. [PMID: 20921465]

14) 武田薬品工業株式会社. ベクティビックス® 適正使用ガイド.

総論

Q7 分子標的薬による口腔粘膜炎（口内炎）の臨床的特徴はどのようなものか？

A7 分子標的薬による口腔粘膜炎（口内炎）は，アフタ性口内炎の病態を呈する特徴がある。

解説

殺細胞性抗がん薬と異なり，分子標的薬による粘膜障害はアフタ性口内炎の臨床病態を呈することが多い（図1）[1)2]。アフタ性口内炎とは，炎症性発赤（紅暈）に囲まれ，中央に灰色の領域を有する，境界明瞭な楕円形の潰瘍と定義されている[3)~7]。

分子標的薬による粘膜障害は，単独投与であれば軽度から中等度であまり重症化しないが，発症頻度が高い傾向がある[8)9]。mTOR阻害薬による口内炎ではGrade 3，4の発症頻度10%未満であることが示されている[1)10)~12]。また，口腔咽頭の可動粘膜に局在し，角化の強い頑丈な粘膜にはほとんど出現しないという，殺細胞性抗がん薬と同様の発症部位の特徴をもつ。これは粘膜への外的刺激が粘膜炎の発症トリガーとして考えられており，そのため機械的刺激を受けやすく，かつ刺激に弱い角化の弱い可動粘膜に好発するものと考えられている。

発症時期は，薬物投与後3～5日後から発症し始め，多くは1週間程度で治癒し始めるなど，殺細胞性の粘膜障害より早期に出現し，治癒も早い傾向がある。治療全体の経過でみると，治療開始早期に出やすく，その後治療の継続とともに頻度は軽減する傾向が報告されている。膵NETおよび消化管・肺NET患者を対象としたmTOR阻害薬（アフィニトール®）の第Ⅲ相試験では，発症した口腔粘膜炎のほとんどが投与開始から28日目までに認められ，以後その発症頻度は徐々に減少していく傾向がみられた[13]。この特徴から，mTOR阻害薬を投与する場合，開始1カ月までの治療早期における口腔粘膜炎対策が重要となる。

また，抗PD-1抗体ニボルマブ（オプジーボ®）や，抗CTLA-4抗体イピリムマブ（ヤーボイ®）などの免疫チェックポイント阻害薬による免疫関連有害事象（immune-related adverse event；irAE）として，頻度は低いものの口腔粘膜に扁平苔癬様の変化を発症することが報告されている。病変は，網状または線状の白色の口腔粘膜変化として出現し，ときに痛みや紅斑，潰瘍形成を伴う（図2）。病理学的に粘膜組織下に組織球の浸潤が認められる。薬理学的機序から局所あるいは全身のステロイド治療が行われることが多い。

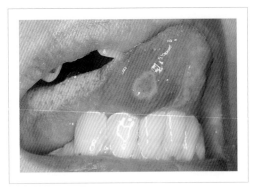

図1　アフタ性口内炎

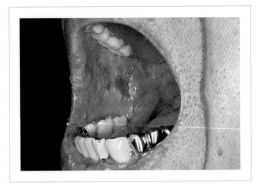

図2　ペムブロリズマブによる GVHD 様の粘膜障害

■引用文献

1) Peterson DE, O'Shaughnessy JA, Rugo HS, Elad S, Schubert MM, Viet CT, et al. Oral mucosal injury caused by mammalian target of rapamycin inhibitors: emerging perspectives on pathobiology and impact on clinical practice. Cancer Med. 2016; 5 (8): 1897-907. [PMID: 27334013]

2) Martins F, de Oliveira MA, Wang Q, Sonis S, Gallottini M, George S, et al. A review of oral toxicity associated with mTOR inhibitor therapy in cancer patients. Oral Oncol. 2013; 49 (4): 293-8. [PMID: 23312237]

3) Natah SS, Konttinen YT, Enattah NS, Ashammakhi N, Sharkey KA, Häyrinen-Immonen R. Recurrent aphthous ulcers today: a review of the growing knowledge. Int J Oral Maxillofac Surg. 2004; 33 (3): 221-34. Review. [PMID: 15287304]

4) Scully C, Gorsky M, Lozada-Nur F. The diagnosis and management of recurrent aphthous stomatitis: a consensus approach. J Am Dent Assoc. 2003; 134 (2): 200-7. [PMID: 12636124]

5) Woo SB, Sonis ST. Recurrent aphthous ulcers: a review of diagnosis and treatment. J Am Dent Assoc. 1996; 127 (8): 1202-13. [PMID: 8803396]

6) Wray D, Graykowski EA, Notkins AL. Role of mucosal injury in initiating recurrent aphthous stomatitis. Br Med J (Clin Res Ed). 1981; 283 (6306): 1569-70. [PMID: 67961699]

7) Slebioda Z, Szponar E, Kowalska A. Etiopathogenesis of recurrent aphthous stomatitis and the role of immunologic aspects: literature review. Arch Immunol Ther Exp (Warsz). 2014; 62 (3): 205-15. [PMID: 24217985]

8) Lo Muzio L, Arena C, Troiano G, Villa A. Oral stomatitis and mTOR inhibitors: A review of current evidence in 20,915 patients. Oral Dis. 2018; 24 (1-2): 144-71. [PMID: 29480626]

9) Borbasi S, Cameron K, Quested B, Olver I, To B, Evans D. More than a sore mouth: patients' experience of oral mucositis. Oncol Nurs Forum. 2002; 29 (7): 1051-7. [PMID: 12183754]

10) Novartis Pharmaceuticals Corporation. 2014. Afinitor (everolimus tablets for oral administration). Afinitor Disperz (everolimus tablets for oral suspension) [package insert]. Novartis Pharmaceuticals Corporation, East Hanover, NJ.

11) Pfizer. 2012. Torisel Kit (temsirolimus) injection, for intravenous infusion only [package insert]. Pfizer, Philadelphia, PA.

12) Morgenstern DA, Marzouki M, Bartels U, Irwin MS, Sholler GL, Gammon J, et al. Phase I study of vinblastine and sirolimus in pediatric patients with recurrent or refractory solid tumors. Pediatr Blood Cancer. 2014; 61 (1): 128-33. [PMID: 23956145]

13) ノバルティスファーマ株式会社. アフィニトール® 適正使用ガイド. 2018 年 7 月.

総論

Q8 頭頸部放射線療法による口腔粘膜炎の臨床的特徴はどのようなものか？

A8 殺細胞性抗がん薬や分子標的薬による口腔粘膜炎とは発症時期，経過，好発部位が異なる。

解 説

頭頸部放射線療法では，66〜70 Gy の線量を 33〜35 回（1 回 2 Gy）に分割して照射するのが標準的である。

放射線療法は局所治療であり，照射野内の組織のみがその影響を受け，急性放射線障害である口腔粘膜炎はその部位に照射された線量に相応して重篤化する。したがって，照射線量が増えるに従い，照射野内の口腔粘膜は徐々に発赤，びらんを呈し，偽膜，潰瘍を形成し，疼痛も増強する[1]（図 1）。放射線療法終了後，口腔粘膜炎は 10 日程度で軽快し，1 カ月程度で治癒するが，治癒に要する期間は，殺細胞性抗がん薬や分子標的薬などの場合に比べ長くなる傾向がある。

口腔粘膜炎の発症部位は，照射野に含まれる口腔粘膜となるが，殺細胞性抗がん薬と同様に，非角化粘膜上皮が角化粘膜上皮より影響を受けやすい。また，腫瘍の位置，範囲により口腔粘膜の部位ごとに受ける線量は異なるため，口腔粘膜炎の発症様相は時間経過のみならず，口腔粘膜に照射された線量によっても差がみられる。

近年は，強度変調放射線治療（IMRT）などの高精度放射線治療により，腫瘍に線量を集中させ，重要臓器である正常組織への線量を低減させることができるようになったが，低線量域

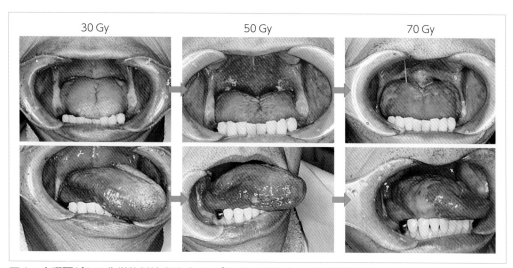

図 1 中咽頭がんの化学放射線療法（シスプラチン併用）による口腔粘膜炎

が増加し，下唇や口底の非角化上皮への線量が増加する傾向があり，同部位に想定外の口腔粘膜炎が発症する場合もみられる。

■引用文献
1) Sonis ST. A biological approach to mucositis. J Support Oncol. 2004; 2 (1): 21-32. [PMID: 15330370]

総論

Q9 頭頸部放射線療法による口腔粘膜炎の増悪因子にはどのようなものがあるか？

A9 治療強度，治療の部位，範囲のほかに，局所的または全身的に粘膜を障害する要因，細菌感染などがある。

解　説

　口腔粘膜に照射された線量が口腔粘膜炎の程度を左右するが，殺細胞性抗がん薬や分子標的薬を併用する化学放射線療法では，これらの薬剤の影響も加わり，放射線療法単独よりも口腔粘膜炎が増悪しやすい。また，口腔，中咽頭，上咽頭領域の放射線療法では，口腔粘膜が受ける線量は多くなる傾向があり，口腔粘膜炎は重症化しやすい。

1) 口腔粘膜を脆弱化させ，障害する因子

　口腔乾燥，不適合な補綴装置（義歯や歯冠修復物），歯の鋭縁，栄養状態の不良，喫煙，糖尿病などが口腔粘膜を脆弱化させ，障害する因子となる[1]。

　口腔が乾燥（唾液分泌低下）していると，唾液の生理作用である粘膜保護作用が低下するため，歯・義歯，口腔粘膜との間に機械的刺激が生じやすくなり，口腔粘膜炎は重症化しやすい。したがって，不適合な補綴装置（義歯や歯冠修復物）や歯の鋭縁は，口腔粘膜の外傷を引き起こす可能性が高くなる。また，適合がよいと思われる義歯であっても，口腔が照射野に含まれる場合，放射線による粘膜の脆弱化により想定外の過重負担が生じやすく，粘膜外傷を引き起こす可能性がある。そのため，放射線療法中に装着される義歯の状態は注意深く観察する必要がある。

2) 感染を引き起こす因子

　口腔衛生状態の不良，口腔乾燥（唾液分泌低下），骨髄抑制状態，栄養状態の不良，糖尿病などが感染を引き起こす因子となる。

　口腔内の細菌数が多いほど，口腔粘膜に形成された潰瘍に細菌感染が生じやすくなり，炎症症状が増強するだけでなく，粘膜炎の治癒が遅延する[2]。また，唾液分泌量の低下は，その抗菌作用が期待しにくくなるため，口腔に常在する微生物による感染を起こしやすいと考えられる。一方，たとえ口腔細菌などの顕著な増殖を認めなくても，骨髄抑制の状態，栄養状態の不良，コントロールされていない糖尿病などにおいては，免疫機能の低下により感染を起こしやすくなる。

3) 局所的に放射線量を増強する因子

　歯に装着されている金属修復物が局所的に放射線量を増強する因子となる[3]。照射野に歯科金属が存在する場合，これらからの後方散乱線により，歯科金属周辺の線量が増加し，口腔粘膜炎は重症化する。

■ 引用文献

1) Sonis ST. A biological approach to mucositis. J Support Oncol. 2004; 2 (1): 21-32. [PMID: 15330370]
2) Sonis ST, Elting LS, Keefe D, Peterson DE, Schubert M, Hauer-Jensen M, et al; Mucositis Study Section of the Multinational Association for Supportive Care in Cancer; International Society for Oral Oncology. Perspectives on cancer therapy-induced mucosal injury: pathogenesis, measurement, epidemiology, and consequences for patients. Cancer. 2004; 100 (9 Suppl): 1995-2025. [PMID: 15108222]
3) Katsura K, Utsunomiya S, Abe E, Sakai H, Kushima N, Tanabe S, et al. A study on a dental device for the prevention of mucosal dose enhancement caused by backscatter radiation from dental alloy during external beam radiotherapy. J Radiat Res. 2016; 57 (6): 709-13. [PMID: 27702778]

Q10 化学放射線療法による口腔粘膜炎が発症しやすい薬剤・レジメンはどのようなものか？ また，その具体的な発症頻度はどの程度か？

A10 タキサン系，アントラサイクリン系，フルオロウラシル (5-FU) で多いため，これらの併用は避ける傾向である。シスプラチンまたはセツキシマブを併用した化学放射線療法における口腔粘膜炎の発症頻度は，放射線療法単独の場合に比べて 10〜20％高いと考えられる。

一般に，頭頸部化学放射線療法における口腔粘膜炎の発症頻度は 97％とされ，放射線療法単独の場合の 50％よりも高く見積もられている[1]。

放射線療法単独，化学放射線療法における口腔粘膜炎の発症頻度に関する報告はこれまでいくつかみられるものの，対象疾患，照射線量，用いられている粘膜炎のグレーディングツールなどが統一されていない状態である。

WHO (World Health Organization) Criteria，RTOG (Radiation Therapy Oncology Group) toxicity criteria，NCI-CTC (National Cancer Institute Common Toxicity Criteria) などの判定基準が口腔粘膜炎のグレーディングで用いられることが多い。Grade 3 以上の場合には，治療強度を減じる必要などが生じ，臨床上問題となることが多い。Sonis らによると，ドセタキセル，パクリタキセルを併用する化学放射線療法における Grade 3 および 4 の口腔粘膜炎の発症頻度は，それぞれ 98％，48％と見積もられている[2]。

頭頸部の扁平上皮がんを対象としたシステマティックレビューでは，放射線療法単独ならびに化学放射線療法における Grade 3 以上（WHO）の口腔粘膜炎発症頻度は，それぞれ 34％，43％であったと報告されている[3]。進行した喉頭がんを対象に行われた比較では，放射線療法単独，シスプラチン併用化学放射線療法における Grade 3 以上（RTOG）の口腔粘膜炎発症頻度は，24％，43％であった[4]。また，中咽頭がん，下咽頭がん，喉頭がんを対象とした放射線療法単独，セツキシマブ併用化学放射線療法における Grade 3 以上（RTOG）の口腔粘膜炎発症頻度は 52％，56％で，両者の間にあまり差は認められていない[5]。

これら海外からの報告に対して，わが国におけるものでは，中咽頭がん，下咽頭がん，喉頭がんのセツキシマブ併用化学放射線療法において Grade 3 以上（NCI-CTCAE v3.0）の発症頻度を 85.7％とするもの[6]，シスプラチン併用化学放射線療法とセツキシマブ併用化学放射線療法における Grade 3 以上（NCI-CTCAE v3.0）の発症頻度を 41％，64％とするものがあり，やや高い発症頻度が報告されている[7]。

■引用文献

1) European Oral Care in Cancer Group. http://www.eocc.co.uk/guidance
2) Sonis T, Elting LS, Keefe D, Peterson DE, Schubert M, Hauer-Jensen M, et al; Mucositis Study Section of the Multinational Association for Supportive Care in Cancer; International Society for Oral Oncology. Perspectives on cancer therapy-induced mucosal injury: pathogenesis, measurement, epidemiology, and consequences for patients. Cancer. 2004; 100 (9 Suppl): 1995-2025. [PMID: 15108222]
3) Trotti A, Bellm LA, Epstein JB, Frame D, Fuchs HJ, Gwede CK, et al. Mucositis incidence, severity and

associated outcomes in patients with head and neck cancer receiving radiotherapy with or without chemotherapy: a systematic literature review. Radiother Oncol. 2003; 66 (3): 253-62. [PMID: 12742264]

4) Forastiere AA, Goepfert H, Maor M, Pajak TF, Weber R, Morrison W, et al. Concurrent chemotherapy and radiotherapy for organ preservation in advanced laryngeal cancer. N Engl J Med. 2003; 349 (22): 2091-8. [PMID: 14645636]

5) Bonner JA, Harari PM, Giralt J, Azarnia N, Shin DM, Cohen RB, et al. Radiotherapy plus cetuximab for squamous-cell carcinoma of the head and neck. N Engl J Med. 2006; 354 (6): 567-78. [PMID: 16467544]

6) Yokota T, Onoe T, Ogawa H, Hamauchi S, Iida Y, Kamijo T, et al. Distinctive mucositis and feeding-tube dependency in cetuximab plus radiotherapy for head and neck cancer. Jpn J Clin Oncol. 2015; 45 (2): 183-8. [PMID: 25420692]

7) Sakashita T, Homma A, Hatakeyama H, Furusawa J, Kano S, Mizumachi T, et al. Comparison of acute toxicities associated with cetuximab-based bioradiotherapy and platinum-based chemoradiotherapy for head and neck squamous cell carcinomas: A single-institution retrospective study in Japan. Acta Otolaryngol. 2015; 135 (8): 853-8. [PMID: 25814008]

Q11 造血幹細胞移植後の粘膜障害である慢性移植片対宿主病（GVHD）の口腔症状とはどのようなものか？

A11 造血幹細胞移植後100日以降に発症する病態で，口腔粘膜の扁平苔癬様変化を特徴とする。

解　説

　移植片対宿主病（graft-versus-host disease；GVHD）とは，移植されたドナー由来のリンパ球が，レシピエントの身体を異物として認識し，免疫学的に攻撃する反応である[1][2]。

　GVHD は急性および慢性に分類される。さらに亜分類があり，急性 GVHD は，移植後100日以内に発症する古典的，100日以降に発症する非典型的に分けられる。非典型的では，古典的急性 GVHD の臨床病態が100日以降も持続する持続型，いったん軽快した後，100日以降に再燃する再燃型，100日以降に新たに発症する遅発型に細分類される。慢性 GVHD はかつて移植後100日以降に発症するものと定義されていたが，現在の診断基準では発症時期は問わない。慢性 GVHD は，従来の古典的と，慢性 GVHD をいったん発症した患者で急性 GVHDの症状・所見を認める重複型（慢性 GVHD の改善例も含む）に分けられる（表1）[3]。

1) 慢性 GVHD の口腔症状の特徴

　慢性 GVHD は多臓器に生じるが，その臓器は皮膚，爪，頭髪，口腔，口唇，目，生殖器，消化器，肝臓，肺，筋肉・関節，造血・免疫と広範囲に及ぶ。その診断には，各臓器・器官に規定された「診断的徴候」あるいは生検やそのほかの検査で確認された「特徴的徴候」が1つ以上認められる必要がある。

　口腔および口唇は，慢性 GVHD 発症の好発臓器の一つである。わが国のデータでは，慢性GVHD の口腔症状は臍帯血移植以外では50％前後の発症率で，臍帯血移植では28％と低い[4]。慢性 GVHD の口腔症状の徴候・症状を表2に示す[2][3]。診断的徴候は口腔粘膜の扁平苔癬様の変化のみである。特徴的徴候としては口腔乾燥症・粘膜萎縮・粘液嚢腫・偽膜形成・潰瘍形成があり，急性 GVHD との共通徴候としては歯肉炎・口内炎・発赤・疼痛が挙げられている。

表1　GVHD の分類

分類	亜分類	発症時期*	急性 GVHD 症状	慢性 GVHD 症状
急性 GVHD	古典的	100日以内	あり	なし
	持続型，再燃型，遅発型	100日以降	あり	なし
慢性 GVHD	古典的	規定なし	なし	あり
	重複型	規定なし	あり	ありあるいは診断歴あり（改善していても良い）

＊移植あるいはドナーリンパ球輸注からの日数

文献3）より引用

表2 慢性 GVHD の口腔症状

診断的徴候 (diagnostic)	特徴的徴候 (distinctive)	他の徴候 (other)	共通徴候 (common)
扁平苔癬様変化	口腔乾燥症, 粘膜萎縮, 粘液嚢腫, 偽膜形成, 潰瘍形成	—	歯肉炎, 口内炎, 発赤, 疼痛

文献 2), 3) より引用

なお，旧基準で診断的徴候に含まれていた白板症は二次がん（扁平上皮がん）の可能性があるという理由で削除された。また，皮膚硬化による開口障害は当初は口腔の所見とされていたが，現在の基準では口腔の徴候から削除され，皮膚病変として扱われるようになった。

2) 幹細胞種による慢性 GVHD 発症頻度の違い

慢性 GVHD は口腔が好発部位ではあるが，以下の内容は口腔に限定したものではなく，慢性 GVHD 全般に関するものである。

(1) HLA 一致血縁者間移植における骨髄と末梢血幹細胞の違い

HLA 一致血縁者からの骨髄と末梢血幹細胞を用いた移植成績を比較した，欧米からの9つの大規模な前向き無作為化比較試験をまとめて解析した結果によると，慢性 GVHD の発症率は全体で52%（骨髄）と68%（末梢血），全身型では31%（骨髄）と47%（末梢血）であり，有意に末梢血幹細胞移植で高かった[5]。

わが国のデータとして，日本造血細胞移植学会に登録された HLA 一致血縁者からの移植を対象とした骨髄移植と末梢血幹細胞移植を比較解析した結果によると，慢性 GVHD 全体で34%（骨髄移植）と51%（末梢血幹細胞移植），全身型で15%（骨髄）と26%（末梢血）であり，有意に末梢血幹細胞移植で高かった[6]。慢性 GVHD の発症に特化した解析でも同様の結果が得られている[4]。

(2) 非血縁者間移植における骨髄と末梢血幹細胞の違い

わが国では，最近まで非血縁者からの末梢血幹細胞移植が行われてこなかったため，その比較データは十分にない。米国では，骨髄バンクを介して実施された非血縁者間移植を対象に前向き無作為化比較試験が実施されており，その結果では，慢性 GVHD の発症率は41%（骨髄）と53%（末梢血）であり，有意に末梢血幹細胞移植で高かった[7]。この慢性 GVHD の差は，その後の長期フォローアップデータでも生存者の QOL に大きく影響していることが報告されている[8]。

(3) 臍帯血移植の慢性 GVHD の頻度

わが国の登録データを用いた解析では，移植後2年の慢性 GVHD の累積発症率は HLA 一致血縁者間骨髄移植で36%，同じく末梢血幹細胞移植で48%，HLA 一致非血縁者間骨髄移植で34%，臍帯血移植で30%と，臍帯血移植の慢性 GVHD の頻度は，ほかの幹細胞種に比べて有意に低かった[4]。

(4) 幹細胞種以外の慢性 GVHD 発症のリスク因子

米国の Fred Hutchinson Cancer Research Center の2,941例の解析では，末梢血幹細胞移植，HLA 不一致ドナーからの移植，非血縁者間移植に加えて，女性ドナーから男性患者への移植，患者およびドナーの高年齢，そして先行する急性 GVHD が，慢性 GVHD 発症のリスク因子として

抽出されている[9]。わが国の解析結果でも同様の傾向がみられており，幹細胞種以外では，女性ドナーから男性患者への移植，ドナー・患者のどちらかがサイトメガロウイルス抗体陽性，前処置での抗胸腺細胞グロブリンの使用，先行する急性 GVHD が抽出されている[4]。

■引用文献

1) Filipovich AH, Weisdorf D, Pavletic S, Socie G, Wingard JR, Lee SJ, et al. National Institutes of Health consensus development project on criteria for clinical trials in chronic graft-versus-host disease: I. Diagnosis and staging working group report. Biol Blood Marrow Transplant. 2005; 11 (12): 945-56. [PMID: 16338616]

2) Jagasia MH, Greinix HT, Arora M, Williams KM, Wolff D, Cowen EW, et al. National Institutes of Health consensus development project on criteria for clinical trials in chronic graft-versus-host disease: I. The 2014 diagnosis and staging working group report. Biol Blood Marrow Transplant. 2015; 21 (3): 389-401. e1. [PMID: 25529383]

3) 平成 30 学会年度日本造血細胞移植学会ガイドライン委員会. 造血細胞移植ガイドライン GVHD (第 4 版). 日本造血細胞移植学会, 2018. https://www.jshct.com/uploads/files/guideline/01_02_gvhd_ver04.pdf

4) Kanda J, Nakasone H, Atsuta Y, Toubai T, Yokoyama H, Fukuda T, et al. Risk factors and organ involvement of chronic GVHD in Japan. Bone Marrow Transplant. 2014; 49 (2): 228-35. [PMID: 24076549]

5) Stem Cell Trialists' Collaborative Group. Allogeneic peripheral blood stem-cell compared with bone marrow transplantation in the management of hematologic malignancies: an individual patient data meta-analysis of nine randomized trials. J Clin Oncol. 2005; 23 (22): 5074-87. [PMID: 16051954]

6) Nagafuji K, Matsuo K, Teshima T, Mori S, Sakamaki H, Hidaka M, et al. Peripheral blood stem cell versus bone marrow transplantation from HLA-identical sibling donors in patients with leukemia: a propensity score-based comparison from the Japan Society for Hematopoietic Stem Cell Transplantation registry. Int J Hematol. 2010; 91 (5): 855-64. [PMID: 20464644]

7) Anasetti C, Logan BR, Lee SJ, Waller EK, Weisdorf DJ, Wingard JR, et al; Blood and Marrow Transplant Clinical Trials Network. Peripheral-blood stem cells versus bone marrow from unrelated donors. N Engl J Med. 2012; 367 (16): 1487-96. [PMID: 23075175]

8) Lee SJ, Logan B, Westervelt P, Cutler C, Woolfrey A, Khan SP, et al. Comparison of patient-reported outcomes in 5-year survivors who received bone marrow vs peripheral blood unrelated donor transplantation: long-term follow-up of a randomized clinical trial. JAMA Oncol. 2016; 2 (12): 1583-9. [PMID: 27532508]

9) Flowers ME, Inamoto Y, Carpenter PA, Lee SJ, Kiem HP, Petersdorf EW, et al. Comparative analysis of risk factors for acute graft-versus-host disease and for chronic graft-versus-host disease according to National Institutes of Health consensus criteria. Blood. 2011; 117 (11): 3214-9. [PMID: 21263156]

Q12 治療毒性として起こる口腔粘膜炎の評価方法にはどのようなものがあるか？

A12 WHOの重症度評価およびNCI-CTCAEが臨床では多用されている。

解　説

　がん治療に伴う口腔の有害事象の予防，治療を行うにあたって，適切な口腔のアセスメントは必須である[1]。これまでにいくつかのアセスメントツールが報告され，臨床の場で用いられている[2]~[8]。どのツールを選択するかは，データ収集の目的を考慮して決める。

　粘膜障害への適切な対処は，疼痛を緩和し，二次感染を防ぎ，経口摂取を維持することが期待でき，患者のQOLの低下を防ぎ，治療完遂のサポートに寄与する。

　口腔粘膜炎の対処におけるポイントは，以下の通りであることから，アセスメントツールは簡便で，重症度の分類ができるものがよい。

①粘膜障害はすべてのがん治療において同等に発症するわけではなく，発症の頻度や重症度は治療のモダリティやレジメンの内容によって異なり，時間の経過とともに変化する。

②粘膜障害の重症度に合わせた対処をする必要があり，ある時点においては，その後の障害の程度を予測して早期に対応することが有効である。

③粘膜障害の評価や対処に多職種が関わる場合，情報の共有のためには，共通の尺度が必要である。

　多く使用されてきているグレーディングのツールは，WHOの重症度評価（表1）[4]とNational Cancer InstituteのCommon Terminology Criteria for Adverse Events（表2）[5]~[7]である[2]。

　CTCAE v5.0では，疼痛と経口摂取の可否を主とした評価である。一方，v3.0においては，客観的な診察所見と自覚症状を反映し得る機能所見との両面から評価されていた。

　口腔粘膜炎は観察所見と症状が必ずしも一致しない場合があり，正しい評価とこれに基づく適切な対処を遂行するためには，v5.0ではなく，あえてv3.0が用いられることもある。また，これらの国際基準のグレーディングツールは，トレーニングを受け，十分に習熟した医療者が用いるべきである[2]。

NCI-PRO-CTCAE

　医療者によるアウトカム評価だけではなく，患者自身による主観的評価，すなわちPatient-Reported Outcome（PRO）の重要性が認識されてきている。NCI-PRO-CTCAEは，この考え方をがん臨床研究の有害事象評価に適応し，米国NCIの研究班（研究代表者：Ethan Basch）によって開発された，既存のCTCAEを活かしつつPROの要素を導入し，患者の自己評価に基づいて有害事象を測定できるシステムツールである[8]。NCI-PRO-CTCAEは，過去7日間に患者自身が経験した症状とその程度について，患者自身の受けた感覚で「そういうことはなかった，軽度，中等度，高度，極めて高度」の5段階の選択式で回答してもらい，評価する。

表1 粘膜炎/口内炎有害事象：WHO 重症度評価

Grade	0	1	2	3	4
WHO	徴候なし	ひりひりした痛み，紅斑	紅斑，潰瘍，固形物の摂取可能	潰瘍，液状食品のみ摂取可能	経口摂取困難

文献4）より改変

表2 粘膜炎/口内炎有害事象：有害事象共通用語規準 v3.0, v5.0 日本語版

Grade	1	2	3	4	5
CTCAE v3.0 (診察所見)	粘膜の紅斑	斑状潰瘍または偽膜	融合した潰瘍または偽膜；わずかな外傷で出血	組織の壊死；顕著な自然出血；生命を脅かす	死亡
CTCAE v3.0 (機能/症状)	わずかな症状で摂食に影響なし；わずかな呼吸器症状があるが機能障害はない	症状があるが，食べやすく加工した食事を摂取し嚥下することはできる；呼吸器症状があり機能障害があるが日常生活に支障はない	症状があり，十分な栄養や水分の経口摂取ができない；呼吸器症状があり日常生活に支障がある	生命を脅かす症状がある	死亡
CTCAE v5.0	症状がない，または軽度の症状；治療を要さない	経口摂取に支障がない中等度の疼痛または潰瘍；食事の変更を要する	高度の疼痛；経口摂取に支障がある	生命を脅かす；緊急処置を要する	死亡

文献5）～7）より引用

NCI-PRO-CTCAE の口腔に関する質問事項には，

- 口の中の乾き，口の端のひび割れ
- 食べ物が飲み込みにくい，味がわからない（味が変わった），食欲がない
- 口の中や喉の痛み
- 声の変化，かすれ声

などが挙げられている。

■ 引用文献

1）Eilers J, Million R. Clinical update: prevention and management of oral mucositis in patients with cancer. Semin Oncol Nurs. 2011; 27 (4): e1-16. [PMID: 22018411]

2）European Oral Care in Cancer Group. http://www.eocc.co.uk/guidance/

3）Peterson DE, Boers-Doets CB, Bensadoun RJ, Herrstedt J; ESMO Guidelines Committee. Management of oral and gastrointestinal mucosal injury: ESMO Clinical Practice Guidelines for diagnosis, treatment, and follow-up. Ann Oncol. 2015; 26 Suppl 5: v139-51. [PMID: 26142468]

4）World Health Organization. Handbook for reporting results of cancer treatment. World Health Organization, Geneva, Switzerland, 1979: 15-17.

5）有害事象共通用語規準 v3.0 日本語訳 JCOG/JSCO 版　JCOG ホームページ　http://www.jcog.jp/

6）日本癌治療学会誌（International Journal of Clinical Oncology Vol.9 Supp Ⅲ：1-82, 2004）

7）有害事象共通用語規準 v5.0 日本語訳 JCOG 版　JCOG ホームページ　http://www.jcog.jp/

8）NCI. NCI-PRO-CTCAE™ ITEMS-JAPANESE. https://healthcaredelivery.cancer.gov/pro-ctcae/pro-ctcae_japanese.pdf

Q13 口腔粘膜炎の診断において，鑑別すべき疾患・病態にはどのようなものがあるか？

A13 口腔粘膜炎と類似した粘膜病変は多々あり，鑑別に注意を要する。

解　説

　がん治療中は，口腔粘膜炎以外にもさまざまな口腔内の変化やトラブルが生じる。おのおの対応が大きく異なるため，口腔内に症状が出現した際には，それは本当に薬剤による粘膜毒性であるのか正確に識別する必要がある。口腔粘膜炎の診断において，鑑別すべき疾患・病態を表1に示す[1]。

表1　鑑別すべき疾患・病態

鑑別すべき疾患	写真	病態	一般的な症状	鑑別ポイント
歯性感染症		骨髄抑制期に，通常時は問題にならなかった口腔内の慢性感染病巣（根先病巣や慢性歯周炎，智歯周囲炎）が容易に急性化し，また繰り返すことがある。骨髄抑制期の局所感染症は，全身の感染症へ波及する場合もあり，迅速な歯科消炎処置が必要となる。	・歯・歯周組織の炎症所見（発赤，腫脹，疼痛，熱感など） ・ときに膿瘍を形成，自壊し排膿する	・深い歯周ポケットや，X線による歯槽骨の透過像など，歯性感染病巣の所見 ・膿瘍形成，波動を触れる腫脹，排膿など
薬剤関連顎骨壊死（MRONJ）		ビスホスホネート製剤・抗RANKL抗体，またベバシズマブなど血管新生阻害薬を長期間使用している患者の顎骨に壊死が発症する。発症頻度は1～10％の間にある。抜歯・歯性感染と義歯使用がリスク因子とされている。	・粘膜が破綻し腐骨の露出を認める ・腫脹・発赤・排膿などの炎症所見 ・オトガイ部皮膚の知覚鈍麻	・骨露出がある ・以下の薬剤投与歴がある 骨作動薬（ゾレドロン酸・デノスマブ） 血管新生阻害薬（スニチニブ・ソラフェニブ・ベバシズマブ）
出血（歯肉出血）		血小板の機能の低下や数の減少，また肝がんや薬剤性の肝機能障害により，血液凝固因子が不足するため，口腔内に出血傾向を示す。	・特定の部位に限局しない ・多発的に生じる出血・潰瘍	・持続的な出血 ・無痛性

鑑別すべき疾患	写真	病態	一般的な症状	鑑別ポイント
カンジダ性口内炎		抗菌薬やステロイドなどの使用による菌交代現象として生じることや，唾液の分泌量の低下や口腔内の不衛生により発症する。偽膜性カンジダ（こすると剥がれる小さな白斑），慢性萎縮性（紅斑性）カンジダ（白くならない，赤くなる）がある。	• 偽膜性（こすると剥がれる小さな白斑） • 萎縮性・紅斑性（紅斑様） • ピリピリする弱い痛み • ときに味覚の変化を伴う	• 典型例では粘膜に白色～黄白色の偽膜を形成（ときには偽膜を伴わず，紅斑のみの症例も） • 鈍いヒリヒリした自発痛，食事がしみる • 味覚異常を伴うこともある
ウイルス性口内炎		直径 2 mm 程度の小水疱が集積して生じる。水疱は破れて癒合し，不定形の潰瘍を形成する。がん治療においては，口唇ヘルペス・帯状疱疹のような「回帰発症」として生じることが多い。	• 粘膜・口唇の水疱性病変 • 破裂して潰瘍形成 • 持続性の強い疼痛	• 強い疼痛で小水疱を複数形成する • 水疱が自壊した後は痂皮となる
咬傷		歯の過度・不適切な接触により生じる褥瘡性の潰瘍。		• 誤咬の既往 • 閉口時，歯と潰瘍の部位が一致する
義歯性潰瘍		義歯の過度・不適切な接触により生じる褥瘡性の潰瘍。		• 潰瘍が義歯の接触部位と一致する
口腔がん		舌・歯肉・口腔底・頬粘膜に生じる悪性腫瘍で，そのほとんどは扁平上皮がん。	• 歯肉・舌・頬粘膜の難治性の潰瘍	• ステロイド・抗菌薬でも改善しない歯肉・舌の腫脹・疼痛 • 硬結を触れる
アフタ性口内炎		ストレスなどによる免疫力の低下や睡眠不足，ビタミン B_2 欠乏などにより発症するといわれている。	• 口腔粘膜に生じる直径 5 mm 程度の，周囲に紅暈を伴う類円形の孤立した潰瘍	• ステロイド軟膏が奏効

全国共通がん医科歯科連携講習会テキスト（第2版）を参考に作成

Q1　口腔粘膜炎の予防的な管理に口腔衛生管理（口腔ケア）は推奨されるか？

A1　口腔粘膜炎の発症リスク因子の軽減により，発症の予防・軽減につながるため口腔衛生管理（口腔ケア）は推奨される。

解　説

　口腔衛生管理（いわゆる口腔ケア）は，口腔内の感染制御，疼痛の緩和，粘膜の保護を通して，口腔粘膜炎の発症リスクの軽減，重症度の抑制，病悩期間の短縮を図ることにつながる。Multinational Association of Supportive Care in Cancer/International Society of Oral Oncology（MASCC/ISOO）は，2014 年に発表した「がん治療に伴う粘膜障害に対するエビデンスに基づいた臨床診療ガイドライン」[1] において，「口腔粘膜障害の発症予防を目的として，あらゆるがん治療を受ける全年齢層の患者を対象として口腔ケアを行うことが望ましい」とし，弱いエビデンスではあるが，効果が支持され，望ましい介入と提言している。近年のガイドラインで高いエビデンスが付されるものは無作為化比較試験が必須となっているが，口腔衛生管理の必要性は感染管理上，疑う余地がない基本的なものであり，倫理的に非施行群を設ける研究がもはや不可能であるため，エビデンスレベルが高くならないという背景がある。2019 年に同グループが発表した最新のシステマティックレビュー[2] では，口腔粘膜炎対策としての専門的な口腔衛生管理については，ガイドラインとして言及するにはエビデンスが不足していると記載された。しかし一方，専門家の補完意見として，口腔粘膜炎の予防対策としての専門的な口腔内の管理を支持する論拠は不十分だが，局所および全身感染に対する患者のリスクを減らすために行うことが望ましいとも記載された。

　European Society for Medical Oncology（ESMO）は，化学療法あるいは頭頸部の放射線療法による粘膜炎予防対策において，口腔ケアは基本となるものであり，それについての患者教育も重要であるとしている。The European Oral Care in Cancer Group（EOCC）のガイダンスにおいても，口腔ケアは治療中および治療後の口腔合併症の予防・軽減を図るために重要であるとされている。National Comprehensive Cancer Network（NCCN）は口腔衛生管理を口腔粘膜炎の標準予防策に据え，局所的な対応として，口腔クライオセラピー，含嗽，粘膜保護材，リドカイン製剤の使用などを挙げている。

エビデンスとなる資料

- 3 施設で 30 名の小児血液がん患者を対象として oral assessment guide（OAG）を用いた口腔ケアの導入による口腔粘膜炎の発症状況を調べた研究では，OAG を用いた口腔ケアの有用性が示唆され，その結果，感染は減少し，患者は不快なくがん治療を受けられることが示された[3]。
- 42 名の小児血液がんあるいは固形がん患者を対象とし，口腔ケアプロトコール導入前後の口腔粘膜炎の発症を比較した前向き研究では，潰瘍を伴う粘膜炎が有意差をもって 38％減

少し，化学療法を受ける小児がん患者の口腔ケアプロトコールの重要性を支持した[4]。

- 急性白血病に対する初回寛解導入療法を受けた 34 名の患者を無作為に，積極的な口腔ケア施行群および非施行群に割り付け，調べたところ，有意差はないものの，重度のあるいは痛みを伴う口腔有害事象は減少した[5]。

- 食道がん化学療法中の患者を対象とし，口腔細菌および粘膜炎対策としてポビドンヨード含嗽用液での洗浄および吸引を併用したブラッシングを週 3 日，夕食後に実施したところ，非実施群と比較して有意に口腔粘膜炎が減少した。ストレプトコッカス属の細菌量および細菌叢に影響し，口腔粘膜炎の発症を予防することを示した[6]。

- 口腔ケア介入の有無による口腔粘膜炎の発症率を比較した before-after の研究では，口腔ケア介入群で潰瘍を伴う口腔粘膜炎の発症が有意に減少した。口腔を清潔で保湿された環境に維持するケアによって，造血幹細胞移植患者の口腔粘膜炎を軽減することができる可能性が示唆された[7]。

- 化学療法予定の乳がん患者 26 名を対象としたセルフケア群と予防的専門的口腔ケア群の 2 群の無作為化比較試験の結果では，セルフケア群と比較して，予防的専門的口腔ケア群では，OAG スコア（口腔有害事象のスコア）が有意に低かった。乳がん化学療法中の患者に対する予防的専門的口腔ケア介入は，口腔粘膜炎のリスクを減少させる可能性が示唆された[8]。

- 同種造血幹細胞移植で大量シタラビン投与を受ける患者において，シタラビンは唾液中にも排泄されることから，含嗽がシタラビンに起因する口腔粘膜炎の対策として有効であることが示された[9]。

■引用文献

1) Lalla RV, Bowen J, Barasch A, Elting L, Epstein J, Keefe DM, et al; Mucositis Guidelines Leadership Group of the Multinational Association of Supportive Care in Cancer and International Society of Oral Oncology (MASCC/ISOO). MASCC/ISOO clinical practice guidelines for the management of mucositis secondary to cancer therapy. Cancer. 2014; 120 (10): 1453-61. [PMID: 24615748]

2) Hong CHL, Gueiros LA, Fulton JS, Cheng KKF, Kandwal A, Galiti D, et al; Mucositis Study Group of the Multinational Association of Supportive Care in Cancer/International Society for Oral Oncology (MASCC/ISOO). Systematic review of basic oral care for the management of oral mucositis in cancer patients and clinical practice guidelines. Support Care Cancer. 2019; 27 (10): 3949-67. [PMID: 31286232]

3) Chen CF, Wang RH, Cheng SN, Chang YC. Assessment of chemotherapy-induced oral complications in children with cancer. J Pediatr Oncol Nurs. 2004; 21 (1): 33-9. [PMID: 15058405]

4) Cheng KK, Molassiotis A, Chang AM, Wai WC, Cheung SS. Evaluation of an oral care protocol intervention in the prevention of chemotherapy-induced oral mucositis in paediatric cancer patients. Eur J Cancer. 2001; 37 (16): 2056-63. [PMID: 11597384]

5) Djuric M, Hillier-Kolarov V, Belic A, Jankovic L. Mucositis prevention by improved dental care in acute leukemia patients. Support Care Cancer. 2006; 14 (2): 137-46. [PMID: 16041502]

6) Yoneda S, Imai S, Hanada N, Yamazaki T, Senpuku H, Ota Y, et al. Effects of oral care on development of oral mucositis and microorganisms in patients with esophageal cancer. Jpn J Infect Dis. 2007; 60 (1): 23-8. [PMID: 17314421]

7) Soga Y, Sugiura Y, Takahashi K, Nishimoto H, Maeda Y, Tanimoto M, et al. Progress of oral care and reduction of oral mucositis--a pilot study in a hematopoietic stem cell transplantation ward. Support Care Cancer. 2010; 19 (2): 303-7. [PMID: 20842384]

8) Saito H, Watanabe Y, Sato K, Ikawa H, Yoshida Y, Katakura A, et al. Effects of professional oral health care on reducing the risk of chemotherapy-induced oral mucositis. Support Care Cancer. 2014; 22 (11):

2935-40. [PMID: 24854326]

9) Mori T, Hasegawa K, Okabe A, Tsujimura N, Kawata Y, Yashima T, et al. Efficacy of mouth rinse in preventing oral mucositis in patients receiving high-dose cytarabine for allogeneic hematopoietic stem cell transplantation. Int J Hematol. 2008; 88 (5): 583-7. [PMID: 18972188]

Q2 予防的な対応として推奨される口腔衛生管理（口腔ケア）の具体的な内容は？

A2 口腔ケアの主たる目的は口腔内の感染制御であり，患者自身のブラッシングによる物理的な汚染物の清掃除去がその中心となる。

解　説

口腔ケアは，口腔内の常在細菌叢をコントロールすることによって口腔粘膜からの感染を予防し，口腔粘膜炎の発症や重症化の予防と治癒の促進が期待される[1]。また，口腔粘膜の保湿を図ることにより，口腔粘膜のバリア機能を保持し，粘膜への機械的刺激を軽減し，疼痛を軽減する。

良好な口腔衛生状態と口腔の湿潤度を確立し保持する（保清，保湿）ための方策として，具体的には，ブラッシング，デンタルフロスなどによる歯間清掃，含嗽，保湿や生活指導などを含めたオーラルケアプロトコールが推奨される（表1）[2]~[4]。これは，患者，介護者，非歯科医療従事者などの連携に基づくことが推奨され，がん治療の開始前から歯科的な口腔内診査や必要な治療を行っておくことが望ましい[2]~[5]。

1）口腔粘膜炎の発症前

患者や家族に対して，治療開始後の一般的な口腔内の経過，セルフケアの方法，口腔内に変化が起きた際の医療者への報告などについて説明を行い，必要に応じて歯科による専門的口腔ケア（歯垢や歯石の除去）を行う。専門的口腔ケアは，口腔粘膜炎の予防効果に関して十分なエビデンスはないものの，口腔局所ならびに全身的な感染リスクを低減させるためには行うことが望ましいとされている。また，いわゆる口腔ケアに関する患者教育については，がん治療中の自己管理の意識を高め，口腔ケアプロトコールの遂行に有利と考えられており，重要な介入とされている[5]。

（1）ブラッシング（歯磨き）について

口腔ケアの基本はブラッシングである。歯ブラシはヘッドの小さなもので，毛の材質は動物毛などではなくナイロン毛を選択する。毛の硬さは「ふつう」の硬さを選択し，出血傾向や疼痛，強い骨髄抑制がある場合は「軟毛」または「超軟毛」とする。ペンをもつように歯ブラシを把持し，毛先を歯面と歯肉の境目に当て，軽い力で小刻みに動かす（いわゆるバス法）。歯磨剤はフッ化物が添加された低刺激性のものが推奨される。

ブラッシングの数は，1日2~4回が推奨されており[6]，口腔細菌数の日内変動を考慮し，毎食後，就寝前，起床時に行うことが望ましい。なお，嘔気や倦怠感が強い場合は，無理をせず苦痛の少ないタイミングで，1日に1回はほぼ完璧にケアすることを目標とする。感染管理の観点から，ブラシの毛先は乾燥して保存するように努め，歯ブラシは1カ月に1回程度交換する。歯間清掃器具（歯間ブラシやデンタルフロス）の併用は歯間の歯垢除去効果を上げるため，使用が推奨されるが，使い方に習熟していない場合には歯肉を損傷しやすく，使用対象者や使

用時期には注意を要する。なお，基本的には，スポンジブラシは歯ブラシの代用としては不適切である。

(2) 粘膜の清掃について

口腔粘膜の清掃状態も口腔細菌数に影響を与える。舌，口蓋，頰粘膜，口腔前庭，顎堤粘膜などの清掃は，軟毛の粘膜ブラシやスポンジブラシを用いる。歯磨剤は使用せず，少量の水を含ませ，口腔内の奥から手前へ動かして清掃する。

(3) 義歯の管理について

義歯の表面には材質や構造上，細菌が付着しやすく，カンジダも増殖しやすい。義歯の汚染も口腔細菌による感染リスクを高めるため，適切な義歯の清掃が必要である。

毎食後，必ず義歯を取り外し，義歯専用のブラシを用いて流水下で汚染物を清掃，除去し，適宜，義歯洗浄剤に浸漬する。原則的には，夜間（就寝時）は義歯を外し，洗浄後に専用の容器を用いて水中で保管する。適合の悪い義歯は口腔粘膜を障害するため，歯科医師による義歯の調整が必要である。

(4) 含嗽について

口腔衛生状態の保持と保湿を目的に 1 日に 4 回以上，水または生理食塩水による含嗽（口をゆすぐ）が推奨される。アルコール含有のものは避けることが望ましい。

グルコン酸クロルヘキシジンによる含嗽は，頭頸部放射線療法時の口腔粘膜炎の予防を目的とした使用については，ガイドライン上「使用しないこと」にエビデンスがあり，推奨されていない[6]だけでなく，わが国ではアナフィラキシーの問題から，2004 年より厚生労働省の医薬品・医療用具等安全性情報（現 医薬品・医療機器等安全性情報）において，「口の中に傷やひどいただれのある人には使用しないこと」とされている。

(5) 口腔内の保湿について

口腔乾燥は，口腔の自浄作用の低下と粘膜の摩擦抵抗の増強を招き，粘膜が傷つきやすくなる。口腔内の保湿は，口腔粘膜炎の発症や重症化を抑制するための重要な対策である。

市販の保湿剤には，マウスウォッシュタイプ，スプレータイプ，ジェルタイプがあり，製品も多種存在するが，用途や患者の生活スタイルなどにより継続可能なものを選択する。

(6) そのほか推奨されていることとして

①治療開始前の歯科による専門的口腔ケア

- 口腔内評価とともに Basic Oral Care に関する口腔衛生指導
- 粘膜を損傷させ得る適合不良義歯，歯の鋭縁，不良修復物などの対応

②生活指導

- 禁煙，禁酒の徹底
- 酸味の強い食品，香辛料，熱すぎるもの，硬いものなど，刺激物の摂取を避ける

③治療期間を通した栄養サポート

口腔粘膜炎の対応には，それぞれの施設で，医療，歯科，および看護の専門家と患者が協力（協働）し，集学的な口腔粘膜炎対策を図ることが重要である。また，患者教育ケアは不可欠な要素であり，口腔粘膜炎の自己管理のための患者教育により，口腔ケアに関する患者自身の

知識と意識の向上と，それに伴う行動変容が促進されるという利点があり，結果，患者のQOLを向上させることが示されている。

2) 口腔粘膜炎の発症後

疼痛や出血により通常どおりの口腔ケア（セルフケアを含む）が困難となりやすい。このため，口腔細菌が増える傾向にあると考えられ，これによって粘膜に形成された潰瘍からの二次感染を引き起こし，ひいては全身的な感染症のリスクを上げてしまう。口腔内の状態に合わせた適切な口腔ケア用品を選択し，セルフケアの方法を指導することが重要である。

歯ブラシの選択にあたっては，びらんや潰瘍との接触による疼痛を避けるため，ヘッドが小さく，ネックが細長い「軟毛」または「超軟毛」のものとする。また，歯ブラシのヘッドやネック部分に保湿用のジェルやワセリンを塗布することで，歯ブラシによる粘膜への機械的刺激の軽減が期待できる[7]。歯磨剤を使う場合には，研磨剤や発泡剤を含まない低刺激性のものを選択する。う蝕予防のために，フッ素配合のものが望ましい。刺激を感じる場合，歯磨剤は使わないか，または水磨きを行う。びらんや潰瘍が生じている部位へのスポンジブラシや粘膜ブラシの使用は中止する。ブラッシングが十分に行えない状況では，含嗽の頻度を増やすことも有効と考えられるが，潰瘍が形成されている場合の含嗽は，ときに疼痛を生じるため，そのような場合は刺激の少ない生理食塩水による含嗽が望ましい。

重度の口腔粘膜炎を生じている場合の専門職による口腔ケア介入は，できるだけ疼痛を与えず，1回の施術の所要時間を短くすることに留意し，口腔ケアが患者の苦痛にならないよう十分な配慮が必要である。疼痛が強い場合には，口腔ケア介入前に局所麻酔薬含有の含嗽薬などで疼痛緩和を図ることも考慮する。口唇に重度の粘膜炎が発症している場合の口腔内のケアは，口唇に軟膏などを塗布するなどして，機械的刺激を可及的に回避したうえで行うことも考慮する。義歯は適切に清掃したうえで必要最小限の使用とし，口腔粘膜炎が重篤な場合は使用しない。

口腔粘膜炎の発症と同時期に強い口腔乾燥が生じると，口腔粘膜炎はより重篤化する。口腔内の感染リスクも上がり，日和見感染であるカンジダ症も発症しやすくなるため，予防と粘膜保護の目的で十分な口腔内の保湿が必要である。

口腔ケアは口腔粘膜炎のベースラインで行うべき対処の一つである。定期的な口腔内のアセスメントのもと，現状の把握と今後の予測を適切に行い，早期に口腔内の変化を捉え，状況に合わせた口腔ケアを行うことが重要である。

表1　主な専門団体が提唱している Basic Oral Care の内容

団体	ブラッシング	含嗽・洗口	
EOCC (The European Oral Care in Cancer Group), Oral Care Guidance and Support.	1日2〜4回，口腔の状態に応じて，やさしく歯，歯肉，舌をブラッシングする。毎食後と就寝前が望ましい。 歯ブラシは手動でも電動でもよい。口腔粘膜を傷つけないように軟らかな毛先のものを用いる。 ブラッシングは到達しにくい部位も含めてすべての歯面を包むよっにして，小さく円を描くように動かす。 歯磨剤は，研磨剤無配合，1,000〜1,500 ppm フッ化物配合歯磨剤で，味が穏やかなものを使用する。 使用後はブラシの部分を上に向け，汚染を防ぐ。 患者の感染しやすさに応じて毎月あるいはより頻回に歯ブラシを交換する。	生理食塩水あるいは重炭酸塩溶液で少なくとも1日4回以上の含嗽をすること。必要に応じて吸引も行う。	
UKOMiC；Oral care guidance and support in cancer and palliative care, Third Edition. 2019	1日2〜4回，毎食後と就寝前にやさしく歯，歯肉，舌をブラッシングする。 プラークを十分除去するため，小さく円を描くようなブラッシング法がよい。 軟毛歯ブラシ（手動，電動いずれでも）を用いる。過剰な歯磨剤は吐き出し，ゆすがない。 使用後の歯ブラシはすぐに洗う。 疼痛のため歯ブラシの使用が困難な場合は，単回使用のスポンジブラシを使用する。スポンジブラシはプラーク除去によるう蝕予防効果が劣るため，歯ブラシの代用とするべきではない。 感染予防を考慮し，歯ブラシは月1回以上交換する。エナメル質保護のため，研磨効果の低い，低濃度（1,000〜1,500 ppm）のフッ化物含有の歯磨剤を日常的に使用する。より高濃度（1,500 ppm 以上）のフッ化物はう蝕予防効果が期待できる。治療後もフッ化物の使用は継続する。	生理食塩水や，口当たりのよい含嗽薬を用いて1日4回以上含嗽する。歯磨剤の作用を減弱させないためにも，含嗽はブラッシング時とは別のタイミングで実施する。	
Universiteit Leiden；Towards a patient-driven approach to adverse events of targeted agents in oncology. 2019	1日4回（毎食後，就寝前），軟毛歯ブラシでのブラッシングをする。低濃度フッ化物配合，非発泡性歯磨剤の併用。1日2回はバス法（または改定バス法）で磨く。電動歯ブラシの場合は製品説明に準じて使用。使用した歯ブラシは都度洗浄し，毛先を上に向けてコップに立てかけて乾燥させる。扱いに慣れている場合は1日に1回の歯間の清掃も行う。適切な清掃具（歯間ブラシ，フロス，ようじ）の選択は歯科専門職の助言を。	起床時，ブラッシング後など1日4回以上，アルコールフリーの含嗽薬でゆすぐ。1回15 mL 用いて1分間含嗽し，吐き出す。 含嗽直後の30分間は，飲食を避ける。	
ONS (Oncology Nursing Society)；American Nurse Today (Oncology Nursing Society Recommendation). 2014	1日2回，少なくとも90秒間軟らかな歯ブラシでブラッシングする。	1日4回穏やかな含嗽を行う。	
Alberta Provincial Head and Neck Tumour Team (Canada)；Oral and Dental Care Management in Head and Neck Cancer. 2017	毎日2回，歯間クリーニングとともに，軟らかい歯ブラシでブラッシングする。痛みでブラッシングが困難な場合はアルコールフリーのクロルヘキシジン洗口液とスポンジブラシやガーゼで清掃する。	アルコールフリーのクロルヘキシジン含嗽薬の使用を推奨。口腔乾燥を起こさないよう頻回の含嗽を行い，人工唾液を使用する（う蝕予防）。	

歯間部の清掃	義歯	そのほか
歯間清掃に熟練している場合は可能。毎日行う。そうでなければ、粘膜を傷つけないように慎重に清掃を行うこと。血小板減少、凝血能低下、頭頸部照射中の患者では特に注意をする。	適合の良いものを装着すること。毎食後にゆすぐこと。少なくとも1日2回は洗浄すること。照射中・照射後は口腔粘膜炎が完全に治癒するまで装着は必要最低限にとどめること。	粘膜の保湿：潤滑剤（ワセリンや白色パラフィン）、頭頸部放射線治療中の患者は水溶性の潤滑剤、人工唾液や通常のマウスウォッシュも可。頭頸部放射線治療中は舌のブラッシングは勧められない。患者教育は口頭のみならず、文書で患者に伝えること。口腔内の評価は、リスクのある患者は毎日行う。
毎日、フロス、歯間ブラシ、ようじによる歯間、鼓形空隙の清掃を行う。血小板減少、凝固異常のある頭頸部領域への放射線療法中の患者においては粘膜損傷への注意喚起が必要。	適合の良い義歯を使用する。食後は必ずゆすぎ、1日に2回以上、歯ブラシ、洗浄剤を用いて洗浄する。夜間（就寝中）は撤去し、清潔な状態で水中保管する。	粘膜の保湿：潤滑剤（ワセリンや白色パラフィン）、頭頸部放射線治療患者は水溶性の潤滑剤、人工唾液や通常のマウスウォッシュも可。
フロスや歯間ブラシは、指導を受ければ可能（1日1回）。歯間の清掃に慣れていない場合は歯肉損傷、出血の懸念もあるため、がん治療中に歯間部の清掃を開始しない。	口腔清掃の前に義歯は外す。義歯を歯磨剤で磨き、水でゆすぐ。粘膜炎が治癒するまでは可及的に歯科補綴物の使用を避ける。入院中は義歯装着前にクロルヘキシジン0.2%（例：Hibident®）で義歯を10分間浸漬する。	治療期間を通して栄養サポートを行う。禁煙、禁酒。トマト、柑橘類、温かい飲み物、辛いもの、熱いもの、生もの、硬い食品は避ける。不適合な補綴物や破折歯など粘膜への損傷をきたし得るものは歯科的に除去する。口唇は（無菌）ワセリン/白パラフィン、リップクリームやリップバームを塗布する。
少なくとも1日1回、あるいは指示に従いフロスを使用する。（血小板数の減少がなければ）		患者教育：自分で口の変化に気づくように、また、刺激の強いものを食べないように教育する。口腔内の評価は毎日あるいは訪室のたびに行う。
	義歯は毎食後に取り外して洗浄する（石鹸と水で歯ブラシ/義歯ブラシを用いて）。夜間は外し、クロルヘキシジンの含嗽薬に浸漬する。金属のない義歯は希釈した次亜塩素酸ナトリウム（漂白剤）溶液に浸漬してもよい。粘膜炎の期間中に義歯を使用しない場合は清潔、湿潤な環境に保管する。栓塞子は不快感がある場合は、調整を行い、使用中止しない。	アルコールとたばこは避ける。

団体	ブラッシング	含嗽・洗口	
MASCC/ISOO fact sheet. 2016	軟らかい歯ブラシを用いて，毎食後＋就寝前に磨く。	洗口液，水を用いて1〜2時間ごとに行う。	
NCCN Task Force Report：Prevention and Management of Mucositis in Cancer Care, Journal of the National Comprehensive Cancer Network. 2008	1日2回，軟らかい歯ブラシで磨く。	生理食塩水，重曹水，水を用いて頻回に行う。	
The University of Texas MD Anderson Cancer Center；Cancer Treatment Oral Health Tips, Oral Care for Cancer Patients. 2019	軟らかい歯ブラシを用いて，毎食後＋就寝前に磨く。	大量の塩やアルコールが含まれている含嗽薬は避ける。	
The Royal College of Surgeons of England / The British Society for Disability and Oral Health；The Oral Management of Oncology Patients Requiring Radiotherapy, Chemotherapy and / or Bone Marrow Transplantation, Clinical Guidelines Updated. 2018	ミディアムの硬さの歯ブラシで，1日最低2回磨く。	水で頻回に行う。	
National Cancer Institute；PDQ® Cancer Information	1日2〜3回，軟らかい歯ブラシを用いてバス法で磨く。粘膜炎発症時は4時間ごと＋就寝前と頻度を増やす。	粘膜炎がない場合は重曹水で2時間ごとに行う。粘膜炎の状況によって，マイルドリンス，水，重曹水，生理食塩水の含嗽を頻回に行う。	

■引用文献

1) Lalla RV, Bowen J, Barasch A, Elting L, Epstein J, Keefe DM, et al；Mucositis Guidelines Leadership Group of the Multinational Association ofSupportive Care in Cancer and International Society of Oral Oncology（MASCC/ISOO）. MASCC/ISOO clinical practice guidelines for the management of mucositis secondary to cancer therapy. Cancer. 2014；120（10）：1453-61.［PMID：24615748］
2) Keefe DM, Schubert MM, Elting LS, Sonis ST, Epstein JB, Raber-Durlacher JE, et al；Mucositis Study Section of the Multinational Association of Supportive Care in Cancer and the International Society for Oral Oncology. Updated clinical practice guidelines for the prevention and treatment of mucositis. Cancer. 2007；109（5）：820-31.［PMID：17236223］
3) Eilers J, Million R. Clinical update：prevention and management of oral mucositis in patients with cancer. Semin Oncol Nurs. 2011；27（4）：e1-16.［PMID：22018411］
4) McGuire DB, Fulton JS, Park J, Brown CG, Correa ME, Eilers J, et al；Mucositis Study Group of the

歯間部の清掃	義歯	そのほか
フロスは1日最低1回は行う。		舌粘膜は濡らしたガーゼやスポンジブラシで清掃する。 保湿は洗口液や水溶性の保湿剤（ワセリン，グリセリンは避ける）で行う。
フロスは1日1回行う。		クロルヘキシジンや生理食塩水で濡らしたスポンジブラシやガーゼで舌を清掃する。 保湿剤で粘膜を保湿する。
フロスは使用可能か医師に確認する。		唾液の代わりになるようなもので保湿する。
		軟らかいブラシやスポンジブラシ，クロルヘキシジンを浸したガーゼで粘膜の清掃を行う。 歯肉炎があるときにはアルコールフリーのクロルヘキシジンを使用してもよい。 オーラルバランスや似たような保湿剤，人工唾液で粘膜を保湿する。
フロスは1日1回行う。		水溶性の潤滑剤で保湿する。

Multinational Association of Supportive Care in Cancer/International Society of Oral Oncology (MASCC/ISOO). Systematic review of basic oral care for the management of oral mucositis in cancer patients. Support Care Cancer. 2013; 21 (11): 3165-77. [PMID: 24018908]

5) Hong CHL, Gueiros LA, Fulton JS, Cheng KKF, Kandwal A, Galiti D, et al; Mucositis Study Group of the Multinational Association of Supportive Care in Cancer/International Society for Oral Oncology (MASCC/ISOO). Systematic review of basic oral care for the management of oral mucositis in cancer patients and clinical practice guidelines. Support Care Cancer. 2019; 27 (10): 3949-67. [PMID: 31286232]

6) Peterson DE, Boers-Doets CB, Bensadoun RJ, Herrstedt J; ESMO Guidelines Committee. Management of oral and gastrointestinal mucosal injury: ESMO Clinical Practice Guidelines for diagnosis, treatment, and follow-up. Ann Oncol. 2015; 26 Suppl 5: v139-51. [PMID: 26142468]

7) 上野尚雄，山田みつぎ，岩隈好恵編．がん患者の口腔マネージメントテキスト 看護師がお口のことで困ったら．文光堂，2016．p54.

Q3　口腔粘膜炎の予防に，LLLT（低反応レベルレーザー療法または低反応レベル光療法）なども含めた photobiomodulation（PBM）は推奨されるか？

A3　大量化学療法を併用する造血幹細胞移植を受ける患者や，化学療法や頭頸部領域の放射線療法を受ける患者に対し，口腔粘膜炎の予防および治療目的に LLLT を含めた PBM は推奨される。

解 説

1) LLLT（低反応レベルレーザー療法または低反応レベル光療法）とは

　レーザー（light amplification of stimulated emission of radiation；Laser）とは，指向性や収束性に優れ，一定の波長に保たれた，人工的に増幅され放射された光である。低反応レベルレーザー療法（low reactive level laser therapy；LLLT）または，低反応レベル光療法（low reactive level light therapy；LLLT）とは，レーザーまたは LED など，ほかの光源装置のもつ光活性化反応を応用し，疼痛の緩和や創傷治癒の促進を図るものである。LLLT は，創傷治癒促進，血流改善，疼痛緩和，神経賦活などの目的で臨床応用されている。その機序については今なお不明な点が多いものの，さまざまな臨床の現場で用いられている。

　口腔粘膜炎に対する LLLT については，わが国での保険適用はないものの，歯科用の医療機器として認可を受けて市販されているレーザー機器の設定を調整することで，患者への提供が可能である。日本における口腔粘膜炎に対する LLLT の活用・普及には，今後さらなるエビデンスの構築が求められる。

2) エビデンス

　MASCC/ISOO による，「がん治療に伴う粘膜障害に対するエビデンスに基づいた臨床診療ガイドライン」において，以下のように言及されている。

　造血幹細胞移植前の全身放射線照射または大量化学療法を受ける患者に対し，口腔粘膜障害の予防のため，LLLT（波長 650 nm，出力 40 mW，1 cm 四方の領域おのおのを照射エネルギー密度 2 J/cm² で照射する）を推奨する（エビデンスレベル 2)[1]。2019 年のシステマティックレビューにおいては，エビデンスレベルが 1 に上がった[2]。

　化学療法を併用しない放射線治療を受ける頭頸部がん患者に対し，口腔粘膜障害の予防のため，LLLT（波長 632.8 nm）を提言する（エビデンスレベル 3)[1]。2019 年のシステマティックレビューにおいては，エビデンスレベル 2 に上がった[2]。

　具体的な LLLT の有効性については，口腔粘膜炎の予防，重篤度，治癒日数，疼痛について，LLLT 施行群で有効性が認められるという報告が散見される。造血幹細胞移植が行われた患者に対して行った予防的 LLLT では，口腔粘膜炎の Grade と疼痛が軽減したとの報告がある[3]。頭頸部がん放射線療法後に行った QLQ（quality of life questionnaire module)-C30 では，身体的・感情的機能，疲労および疼痛において，LLLT 群に有利な差異を示した報告がある[4]。また，QLQ-H & N35 では，痛みや嚥下障害，社会的な食生活の悩みにおいて，LLLT 群で有

表1 報告されている主なパラメータ

	波長 (nm)	出力 (mW)	エネルギー密度 (J/cm^2)	適用方法
造血幹細胞移植療法： 大量化学療法±全身 放射線療法	632.8	25	1.0	前処置終了後から5日間施行[10]
	650	40	2.0	前処置開始日から造血幹細胞移植後＋2日まで施行[11]
頭頸部がん 放射線治療	632.8	24	3.0	放射線治療中，5日/週施行[5]
頭頸部がん 化学放射線療法	660	100	4.2	放射線治療中，5日/週施行[4]
	660	25	6.2	放射線治療中，5日/週施行[12]

文献2）より改変

表2 レーザーの種類とその波長

レーザーの種類	波長（nm）	
He-Ne laser	632.8	
Diode laser (red)	633〜685	
Diode laser (infrared)	780〜830	
Diode laser (InGaAlP, GaAlAs)	660, 780, 830	
LED	470, 670, 645±15	
Visible light	400〜1,200	
CO_2 laser		出力を下げて使用
Nd：YAG laser		

文献2），9）より改変

意に良好であり，QOL の維持において有益である[4]。頭頸部がん放射線療法において．LLLT群でオピオイドの使用量が減少したとの報告もある[5]。エビデンスはまだ不十分だが，化学療法が行われた小児に施行し，疼痛の軽減が得られたとの報告もある[6][7]。また，重篤な有害事象は報告されていないため，診療に取り入れやすいと考えられる。青色 LED にも創傷治癒効果があり，安価で安全であるため，費用対効果が高いとの報告もある[8]。

　以上のことから，LLLT は口腔粘膜炎に対し，有効かつ安全な予防法・治療法であると考えられる。しかし，使用機材の種類や機材の最適なパラメータ，施行頻度についてはさまざまな報告があり，検討が必要である（表1，表2）[2][9]。また，使用機材が高価であることが多施設で標準的に施行するうえでの課題である。また，一般的な化学療法においては，LLLT に有効性が示されなかったという報告もあるため[13]，今後さらなる議論が必要である．

3）作用機序

　口腔粘膜炎の予防については，現在，仮説はあるものの，メカニズムは不明である．口腔粘膜炎の治癒促進のメカニズムについては，血流改善，コラーゲン産生能の増加，白血球の増加，プロスタグランジン F_2 の増加と E_2 の減少，細胞の活性化，末梢神経刺激効果，毛細血管新生促進等組織の賦活化による治癒促進などの報告がある[14]。

4) わが国で行うための具体的な対応

(1) 造血幹細胞移植療法：大量化学療法±全身放射線療法

　口腔粘膜炎の予防および疼痛に対し，LLLT を推奨する。

(2) 化学療法

　ガイドラインとなり得る報告なし。

(3) 頭頸部がん放射線療法

　口腔粘膜炎の予防に対し，LLLT を用いた PBM を推奨する。

(4) 頭頸部がん化学放射線療法

　口腔粘膜炎の予防に対し，LLLT を用いた PBM を推奨する。

主な施行方法

　①化学療法や放射線療法中に少なくとも一日おきに施行する方法

　②口腔粘膜炎による潰瘍が存在する限り LLLT を施行する方法

　③化学療法や放射線療法が始まる 7 日前から予防的に連日行う方法

　以上のように，具体的な施行方法，パラメータにはさまざまな組み合わせがあり，最も有効な施行方法には，いまだ統一した見解がないため，今後さらなる検討が必要である。

■引用文献

1) Lalla RV, Bowen J, Barasch A, Elting L, Epstein J, Keefe DM, et al; Mucositis Guidelines Leadership Group of the Multinational Association of Supportive Care in Cancer and International Society of Oral Oncology (MASCC/ISOO). MASCC/ISOO clinical practice guidelines for the management of mucositis secondary to cancer therapy. Cancer. 2014; 120 (10)：1453-61. [PMID: 24615748]

2) Zadik Y, Arany PR, Fregnani ER, Bossi P, Antunes HS, Bensadoun RJ, et al; Mucositis Study Group of the Multinational Association of Supportive Care in Cancer/International Society of Oral Oncology (MASCC/ISOO). Systematic review of photobiomodulation for the management of oral mucositis in cancer patients and clinical practice guidelines. Support Care Cancer. 2019; 27 (10)：3969-83. [PMID: 31286228]

3) Bjordal JM, Bensadoun RJ, Tunèr J, Frigo L, Gjerde K, Lopes-Martins RA. A systematic review with meta-analysis of the effect of low-level laser therapy (LLLT) in cancer therapy-induced oral mucositis. Support Care Cancer. 2011; 19 (8)：1069-77. [PMID: 21660670]

4) Antunes HS, Herchenhorn D, Small IA, Araújo CM, Viégas CM, Cabral E, et al. Phase III trial of low-level laser therapy to prevent oral mucositis in head and neck cancer patients treated with concurrent chemoradiation. Radiother Oncol. 2013; 109 (2)：297-302. [PMID: 24044799]

5) Gautam AP, Fernandes DJ, Vidyasagar MS, Maiya AG, Guddattu V. Low level laser therapy against radiation induced oral mucositis in elderly head and neck cancer patients-a randomized placebo controlled trial. J Photochem Photobiol. 2015; 144：51-6. [PMID: 25704314]

6) He M, Zhang B, Shen N, Wu N, Sun J. A systematic review and meta-analysis of the effect of low-level laser therapy (LLLT) on chemotherapy-induced oral mucositis in pediatric and young patients. Eur J Pediatr. 2018; 177 (1)：7-17. [PMID: 29128883]

7) Abramoff MM, Lopes NN, Lopes LA, Dib LL, Guilherme A, Caran EM, et al. Low-level laser therapy in the prevention and treatment of chemotherapy-induced oral mucositis in young patients. Photomed Laser Surg. 2008; 26 (4)：393-400. [PMID: 18754720]

8) Whelan HT, Connelly JF, Hodgson BD, Barbeau L, Post AC, Bullard G, et al. NASA light-emitting diodes for the prevention of oral mucositis in pediatric bone marrow transplant patients. J Clin Laser Med Surg. 2002; 20 (6)：319-24. [PMID: 12513918]

9) Migliorati C, Hewson I, Lalla RV, Antunes HS, Estilo CL, Hodgson B, et al; Mucositis Study Group of the Multinational Association of Supportive Care in Cancer/International Society of Oral Oncology (MASCC/ISOO). Systematic review of laser and other light therapy for the management of oral mucositis in cancer patients. Support Care Cancer. 2013; 21 (1): 333-41. [PMID: 23001179]

10) Barasch A, Peterson DE, Tanzer JM, D'Ambrosio JA, Nuki K, Schubert MM, et al. Helium-neon laser effects on conditioning-induced oral mucositis in bone marrow transplantation patients. Cancer. 1995; 76 (12): 2550-6. [PMID: 8625084]

11) Schubert MM, Eduardo FP, Guthrie KA, Franquin JC, Bensadoun RJ, Migliorati CA, et al. A phase III randomized double-blind placebo-controlled clinical trial to determine the efficacy of low level laser therapy for the prevention of oral mucositis in patients undergoing hematopoietic cell transplantation. Support Care Cancer. 2007; 15 (10): 1145-54. [PMID: 17393191]

12) Oton-Leite AF, Silva GB, Morais MO, Silva TA, Leles CR, Valadares MC, et al. Effect of low-level laser therapy on chemoradiotherapy-induced oral mucositis and salivary inflammatory mediators in head and neck cancer patients. Lasers Surg Med. 2015; 47 (4): 296-305. [PMID: 25824475]

13) Freitas AC, Campos L, Brandão TB, Cristófaro M, Eduardo Fde P, Luiz AC, et al. Chemotherapy-induced oral mucositis: effect of LED and laser phototherapy treatment protocols. Photomed Laser Surg. 2014; 32 (2): 81-7. [PMID: 24476495]

14) Mester E, Spiry T, Szende B, Tota JG. Effect of laser rays on wound healing. Am J Surg. 1971; 122 (4): 523-5. [PMID: 5098661]

口腔粘膜炎の予防に，クライオセラピーは推奨されるか？

　5-FU の急速静脈内投与（急速静注）や，造血幹細胞移植における大量メルファラン投与を受ける患者に対して，粘膜障害の予防にクライオセラピーが推奨される。

解　説

1）クライオセラピーとは

クライオセラピーは，5-FU やメルファランといった短い血清半減期を有する化学療法を受ける患者に対して，薬物投与中に氷片を口腔内に含み，口腔粘膜を冷却することで局所的に血管収縮を引き起こし，組織の血流を低下させ，口腔粘膜組織への薬物移行を減少させることで口腔粘膜炎を軽減しようとするものである[1][2]。

2）エビデンス

1991 年以降，口腔粘膜炎の予防に対する口腔クライオセラピーの有効性が 20 を超える対照および非対照試験で評価されている[3]。5-FU の急速静注，大量メルファラン投与（造血幹細胞移植における移植前処置療法）の短い血清半減期を有する化学療法を受けている複数の対照試験において，口腔粘膜炎の発症頻度，重症度，および持続期間が標準的なケアのみの群と比較して約 50％程度減少したと報告されている[4]。MASCC/ISOO のガイドラインにおいても，5-FU の急速静注，大量メルファラン投与（造血幹細胞移植における移植前処置療法）を受ける場合に，口腔粘膜炎予防のためのクライオセラピーが推奨されている（表1）[5]。

しかし，長い血中半減期を有する薬剤や，持続的な薬物静注のレジメンでは，その作用機序からクライオセラピーの有効性は低いと考えられる。

3）具体的な方法

5-FU 急速静注を受ける患者に対して，抗がん薬投与 5 分前から 30 分間，氷片を口に含み口腔内の冷却を行う。氷片を含んだ口腔内冷却時間について，30 分と 60 分を比較検討した試験では予防効果に差は認められず，30 分間が適切であることが裏付けられている。多数の比較

表1　MASCC/ISOO がん治療に伴う粘膜障害に対するエビデンスに基づいた臨床診療ガイドライン

口腔粘膜障害
望ましい介入として推奨（Recommendation）するもの（例：強いエビデンスによって効果が支持されているもの）
1．研究班は，5-フルオロウラシルの急速静注化学療法を受ける患者に対し，口腔粘膜障害の予防のため，30 分の口腔クライオセラピーを推奨する（エビデンスレベル 2）。
望ましい介入として提言（Suggestion）するもの（例：弱いエビデンスによって効果が支持されているもの）
2．研究班は，造血幹細胞移植の前処置として，大量メルファラン投与（全身放射線照射の有無を問わない）を受ける患者に対し，口腔粘膜障害の予防のため，口腔クライオセラピーを提言する（エビデンスレベル 3）。

文献5）より引用

試験でも，5-FU急速静注レジメンにおけるクライオセラピーの有効性が証明されている[4]。

　一方，大量メルファラン投与（造血幹細胞移植における移植前処置療法）を受ける患者の場合は，前処置療法開始10〜15分前より60分間，氷片を口に含み口腔内の冷却を行う。施行時間については，60分と120分の施行時間を比較した検討において口腔粘膜炎予防効果は同等であり，60分の施行は有効性を低下させることなく使用が可能である[6]。

4) 留意事項

　多くの患者は，重篤な問題を呈することなく口腔クライオセラピーが施行可能である。報告されている有害事象には，頭痛，悪心，悪寒など軽度の症状がある。5年間での造血器腫瘍の再発率上昇などの重篤な有害作用は認められていない。

　氷片はときに口腔粘膜に張り付いてしまい，剥離に疼痛を伴い難渋することがあるため，表面が少し融解したものを使用するとよい。

■引用文献

1) Kim JW, Cha Y, Kim SJ, Han SW, Oh DY, Lee SH, et al. Association of oral mucositis with quality of life and symptom clusters in patients with solid tumors receiving chemotherapy. Support Care Cancer. 2012; 20 (2): 395-403. [PMID: 21390568]

2) 藤井浩，岡本真一郎，小寺良尚，小椋美知則，谷本光音，平野正美，他．造血器腫瘍における L-PAM 注前処置による造血幹細胞移植に関する臨床試験．今日の移植．2001; 14 (5): 673-84.

3) Kadakia KC, Rozell SA, Butala AA, Loprinzi CL. Supportive cryotherapy: a review from head to toe. J Pain Symptom Manage. 2014; 47 (6): 1100-15. [PMID: 24210702]

4) Mahood DJ, Dose AM, Loprinzi CL, Veeder MH, Athmann LM, Therneau TM, et al. Inhibition of fluorouracil-induced stomatitis by oral cryotherapy. J Clin Oncol. 1991; 9 (3): 449-52. [PMID: 1999715]

5) Lalla RV, Bowen J, Barasch A, Elting L, Epstein J, Keefe DM, et al; Mucositis Guidelines Leadership Group of the Multinational Association of Supportive Care in Cancer and International Society of Oral Oncology (MASCC/ISOO). MASCC/ISOO clinical practice guidelines for the management of mucositis secondary to cancer therapy. Cancer. 2014; 120 (10): 1453-61. [PMID: 24615748]

6) Mori T, Yamazaki R, Aisa Y, Nakazato T, Kudo M, Yashima T, et al. Brief oral cryotherapy for the prevention of high-dose melphalan-induced stomatitis in allogeneic hematopoietic stem cell transplant recipients. Support Care Cancer. 2006; 14 (4): 392-5. [PMID: 16633843]

Q5 分子標的薬による粘膜障害に対して，推奨される特異的な予防法はあるか？

A5 分子標的薬による口腔粘膜炎に対して確立された予防法はないが，mTOR阻害薬による口腔粘膜炎の予防としてステロイド含嗽薬など，ステロイドの外用薬を検討してもよい。

解 説

　分子標的薬による口腔粘膜炎（口内炎）の予防については，確立されたものはない[1]。有効性が示唆されるものとしては，乳がんにおいてエベロリムスによる口腔粘膜炎の予防に，ステロイドマウスウォッシュによる含嗽が報告されている。シングルアームの第Ⅱ相試験（SWISH試験）において，エベロリムスを使用する患者を対象に，アルコールフリーのステロイド含嗽薬による含嗽を行ったところ，8週時点の口腔粘膜炎の発症は全Gradeで21%，Grade 2が2%であり，Grade 3以上の発症は認めなかった[2]。エベロリムスの乳がんにおける承認申請試験であるBOLERO-2試験では口腔粘膜炎の予防は行われず，8週時点での口腔粘膜炎は全Gradeで61%，Grade 2以上が27%，Grade 3が7%であり，同試験における日本人での頻度は試験期間を通じて全Gradeで90.1%，Grade 3が9.9%であったことから，ステロイド含嗽薬の有効性が示唆されている。論文化されていないものの，類似の報告が海外ならびにわが国からもなされており，Grade 2の口腔粘膜炎がハイドロコーチゾンを含むミラクルマウスウォッシュで12%，プレドニゾロン含嗽薬で8%という報告[3]，デキサメタゾンエリキシル含嗽薬により8%[4]，ハイドロコーチゾン含嗽薬で28.3%という報告[5]などがある。

　有害事象としては，口腔カンジダ症が報告されているが，その頻度はSWISH試験で2%であり[2]，がん治療を受ける患者一般の頻度（真菌感染として7.5%，フルコナゾール予防で1.9%）[6]と比べても増加は明らかでない。

　以上のことより，無作為化比較試験はないものの，害と益のバランスは益が勝ると考えられることから，mTOR阻害薬による口腔粘膜炎の予防としてステロイド含嗽薬による含嗽を検討してもよいと考える。

■引用文献

1) Lalla RV, Bowen J, Barasch A, Elting L, Epstein J, Keefe DM, et al; Mucositis Guidelines Leadership Group of the Multinational Association of Supportive Care in Cancer and International Society of Oral Oncology (MASCC/ISOO). MASCC/ISOO clinical practice guidelines for the management of mucositis secondary to cancer therapy. Cancer. 2014; 120 (10): 1453-61. [PMID: 24615748]

2) Rugo HS, Seneviratne L, Beck JT, Glaspy JA, Peguero JA, Pluard TJ, et al. Prevention of everolimus-related stomatitis in women with hormone receptor-positive, HER2-negative metastatic breast cancer using dexamethasone mouthwash (SWISH): a single-arm, phase 2 trial. Lancet Oncol. 2017; 18 (5): 654-62. [PMID: 28314691]

3) Jones VE, McIntyre KJ, Paul D, Wilks ST, Ondreyco SM, Sedlacek S, et al. Evaluation of miracle mouthwash plus hydrocortisone versus prednisolone mouth rinses as prophylaxis for everolimus-associated stomatitis: a randomized phase Ⅱ study. Oncologist. 2019; 24 (9): 1153-8. [PMID: 30833486]

4）池川貴和子，内藤陽一，藤本祐未，原野謙一，松原伸晃，古川孝広，他．乳がん患者におけるエベロリムスによる口腔粘膜炎に対するデキサメタゾンエリキシルの検討．第16回日本臨床腫瘍学会学術集会．2018；Abstract：P1-042．

5）服部正也，小谷はるる，萩原純孝，肱岡　範，清水淳一，安藤正志，他．ステロイド含有含嗽薬によるエベロリムス治療に伴う口内炎の予防効果に関する研究．第16回日本臨床腫瘍学会学術集会．2018；Abstract：O1-11-6．

6）Lalla RV, Latortue MC, Hong CH, Ariyawardana A, D'Amato-Palumbo S, Fischer DJ, et al; Fungal Infections Section, Oral Care Study Group, Multinational Association of Supportive Care in Cancer（MASCC）/International Society of Oral Oncology（ISOO）. A systematic review of oral fungal infections in patients receiving cancer therapy. Support Care Cancer. 2010; 18（8）: 985-92.［PMID: 20449755］

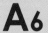

Q6　口腔粘膜炎の予防に，亜鉛の内服は推奨されるか？

A6　放射線療法または化学放射線療法を受ける頭頸部がん患者に対し，口腔粘膜障害の予防のため，亜鉛の経口全身投与を検討してもよい。

解　説

1) 亜鉛とは

　亜鉛とは，ヒトにおける必須微量元素であり，300 種以上の酵素，サイトカイン，ホルモンなどに関与し，それぞれの活性化機構やシグナル伝達機構の調整に不可欠な元素であり，人体において，さまざまな機能の維持に重要な役割を担っている。亜鉛が不足すると皮膚炎や口内炎，脱毛症，難治性褥瘡，食欲低下，発達障害，精腺機能不全，易感染性，味覚障害，貧血，不妊症などの多様な症状がみられることが知られている[1]。

　がん患者は代謝が影響を受け，尿中や血中の亜鉛の排泄が通常より増加し，経口摂取の低下などによる亜鉛の絶対的な摂取不足も相まって，亜鉛欠乏状態が多いと報告されている。

2) 口腔粘膜炎に対する亜鉛の効果

　粘膜の潰瘍治療薬としての亜鉛の薬理作用には，粘膜修復作用，膜安定作用，粘膜保護作用，フリーラジカルの除去作用が挙げられる[2][3]。口腔粘膜炎においても亜鉛の効果は示されており，Ertekin らは放射線療法が施行された頭頸部がん患者に硫酸亜鉛を使用したところ，口腔粘膜炎発症の遅延および重症度の減少が認められたと報告している[4]。Lin らは亜鉛補充療法を行うことにより，頭頸部がん患者における放射線療法後の粘膜炎と皮膚炎の発症を遅らせ，さらにその重症度を軽減させる効果があったと報告している[5]。Mitsuhashi らは，ハムスターを用いたフルオロウラシル誘発口腔粘膜炎モデルにおいて，ポラプレジンク・アルギン酸ナトリウム混合液（P-AG 液）を口腔内に使用することで顕著な組織修復が認められたと報告している[6]。

3) ガイドラインにおける亜鉛の有用性の言及

　2014 年の MASCC/ISOO の粘膜障害のガイドラインでは，望ましい介入として提言（Suggestion）するものとして，放射線治療または化学放射線治療を受ける口腔がん患者に対し，口腔粘膜障害の予防のため，亜鉛サプリメントの経口全身投与の有用性を提言している（エビデンスレベル 3）[7]。

　しかし，2019 年に MASCC/ISOO の粘膜障害ガイドラインのメンバーにより報告されたシステマティックレビューでは，亜鉛の内服はガイドライン上の「提言」から「ガイドラインなし（no guidelines possible）」へと修正された[8]。その理由として，下記の点が挙げられている。

　①頭頸部放射線治療や化学放射線療法での亜鉛の全身投与についての報告は 6 つの無作為化比較試験があるが，そのうち 4 つの報告では亜鉛の効果を示している[4][5][9][10]ものの，残り 2 つの報告では効果はなかったとされ[11][12]，相反する結果となっている

②また，これらの無作為化比較試験の報告では，亜鉛の種類および亜鉛の投与期間や投与量が同一ではなかったため，論文間の比較が困難であった

③そのほか2つのケースコントロール研究の報告も，結果が相反していた[13)14)]

以上より，頭頸部放射線治療や化学放射線療法での亜鉛の全身投与については，各報告の研究の質は高く，エビデンスレベル1とするものの，今回の改訂にあたっては「ガイドラインなし（no guidelines possible）」とすることとしたと報告している。

また，造血幹細胞移植時や血液腫瘍や固形がんに対する薬物療法時においては，亜鉛全身投与による口腔粘膜炎の予防効果に関する高いエビデンスの報告はなく，2019年のレビューにおいても引き続き「ガイドラインなし（no guidelines possible）」とされている。

4) わが国での亜鉛内服の使用方法

口腔粘膜炎に対して日本で亜鉛を使用するための具体的な対応については，これまで保険適用がないため使用しにくいという難点があった。亜鉛を含有する胃潰瘍治療薬（ポラプレジンク®）や，亜鉛のサプリメントが亜鉛補充に利用されてきたが，これらには保険適用がない。

そうしたなかで，ウィルソン病にのみ保険適用が認められていた亜鉛含有製剤ノベルジン®錠が低亜鉛血症に対しての適用の承認を得た。ノベルジン®の処方には低亜鉛血症の診断が必須のため，血液検査が必要である。血清亜鉛値として60 μg/dL 未満であれば低亜鉛血症，60〜80 μg/dL 未満であれば潜在性亜鉛欠乏と診断される[1)]。なお，血清亜鉛濃度は日内変動があり，午前は高く，午後は低下するため，午前に採血することが望ましい[15)]。用法および用量は通常，成人では亜鉛として1回25〜50 mg を開始用量とし，1日2回，食後に経口投与する。最大投与量は1日150 mg（1回50 mg を1日3回）とする。

亜鉛の補充療法の留意点として，高濃度の亜鉛の長期投与により，亜鉛により銅の吸収が阻害され銅欠乏症を起こすおそれがあるため，長期投与の際は定期的な血清銅の測定が必要である。

そのほかの対応として，亜鉛などの微量元素を含有する栄養素補助飲料を使用することが考えられる。隈部らは，微量栄養素を含む栄養剤を投与することで，化学放射線療法による口腔粘膜炎の重症度を有意に軽減することが示され，半数以上の患者で栄養障害による体重減少がみられなかったと報告している[16)]。

5) 亜鉛以外の微量元素

微量元素と口腔粘膜炎に関する報告では，亜鉛以外にはセレンに関するものが散見され，Jahangard-Rafsanjani らは，同種造血幹細胞移植の大量化学療法を予定している白血病患者を対象とした研究で，セレン経口投与群では，対照群に対して重度口腔粘膜炎の発症頻度，粘膜炎持続期間を有意に低下させることができたと報告している[17)]。しかし，Büntzel らの報告では，頭頸部がん放射線療法患者において，セレン経口投与による口腔粘膜炎の頻度を低下させることはできなかった[18)]とされるなど，いまだ結論は出ていない。

セレンに関する具体的な製剤，製品に関しては，食品扱いの栄養剤には近年，セレンを含有しているものが多くなったが，医薬品では経腸栄養剤，輸液製剤いずれもセレンを含有しているものはまだ少ない（エネーボ®やラコール® NF では，組成にセレンが含まれている）。

■引用文献

1) 一般社団法人 日本臨床栄養学会. 亜鉛欠乏症の診療指針. 日臨栄会誌. 2016; 38 (2): 104-48.

2) Osaki T, Ueta E, Yoneda K, Hirota J, Yamamoto T. Prophylaxis of oral mucositis associated with chemoradiotherapy for oral carcinoma by Azelastine hydrochloride (Azelastine) with other antioxidants. Head Neck. 1994; 16 (4): 331-9. [PMID: 8056578]

3) 大塚健, 辰巳嘉英, 米田智幸, 細川好則, 石川純代, 須崎琢而, 他. ラット酢酸潰瘍形成及び治癒過程における必須微量元素の役割と polaprezinc の抗潰瘍作用. 実験潰瘍. 1999; 26 (2): 150-2.

4) Ertekin MV, Koç M, Karslioglu I, Sezen O. Zinc sulfate in the prevention of radiation-induced oropharyngeal mucositis: a prospective, placebo-controlled, randomized study. Int J Radiat Oncol Biol Phys. 2004; 58 (1): 167-74. [PMID: 14697435]

5) Lin LC, Que J, Lin LK, Lin FC. Zinc supplementation to improve mucositis and dermatitis in patients after radiotherapy for head-and-neck cancers: a double-blind, randomized study. Int J Radiat Oncol Biol Phys. 2006; 65 (3): 745-50. [PMID: 16751063]

6) Mitsuhashi H, Suemaru K, Li B, Cui R, Araki H. Evaluation of topical external medicine for 5-fluorouracil-induced oral mucositis in hamsters. Eur J Pharmacol. 2006; 551 (1-3): 152-5. [PMID: 17046745]

7) Lalla RV, Bowen J, Barasch A, Elting L, Epstein J, Keefe DM, et al; Mucositis Guidelines Leadership Group of the Multinational Association of Supportive Care in Cancer and International Society of Oral Oncology (MASCC/ISOO). MASCC/ISOO clinical practice guidelines for the management of mucositis secondary to cancer therapy. Cancer. 2014; 120 (10): 1453-61. [PMID: 24615748]

8) Yarom N, Hovan A, Bossi P, Ariyawardana A, Jensen SB, Gobbo M, et al; Mucositis Study Group of the Multinational Association of Supportive Care in Cancer / International Society of Oral Oncology (MASCC/ISOO). Systematic review of natural and miscellaneous agents for the management of oral mucositis in cancer patients and clinical practice guidelines-part 1: vitamins, minerals, and nutritional supplements. Support Care Cancer. 2019; 27 (10): 3997-4010. [PMID: 31286229]

9) Watanabe T, Ishihara M, Matsuura K, Mizuta K, Itoh Y. Polaprezinc prevents oral mucositis associated with radiochemotherapy in patients with head and neck cancer. Int J Cancer. 2010; 127 (8): 1984-90. [PMID: 20104529]

10) Moslemi D, Babaee N, Damavandi M, Pourghasem M, Moghadamnia AA. Oral zinc sulphate and prevention of radiation-induced oropharyngeal mucositis in patients with head and neck cancers: a double blind, randomized controlled clinical trial. Int J Radiat Res. 2014; 12 (3): 235-41.

11) Sangthawan D, Phungrassami T, Sinkitjarurnchai W. A randomized double-blind, placebo-controlled trial of zinc sulfate supplementation for alleviation of radiation-induced oral mucositisand pharyngitis in head and neck cancer patients. J Med Assoc Thai. 2013; 96 (1): 69-76. [PMID: 23720981]

12) Gorgu SZ, Ilknur AF, Sercan O, Rahsan H, Nalan A. The effect of zinc sulphate in the prevention of radiation induced oral mucositis in patients with head and neck cancer. Int J Radiat Res. 2013; 11 (2): 111-6.

13) Doi H, Fujiwara M, Suzuki H, Niwa Y, Nakayama M, Shikata T, et al. Polaprezinc reduces the severity of radiation-induced mucositis in head and neck cancer patients. Mol Clin Oncol. 2015; 3 (2): 381-6 [PMID: 25798271]

14) Suzuki A, Kobayashi R, Shakui T, Kubota Y, Fukita M, Kuze B, et al. Effect of polaprezinc on oral mucositis, irradiation period, and time to dischargein patientswith head and neckcancer. Head Neck. 2016; 38 (9): 1387-92. [PMID: 27002591]

15) 倉澤隆平, 久堀周次郎. 地域住民にみる亜鉛欠乏の実態と亜鉛の有効性. Trace Nutrients Res. 2008; 25: 1-7.

16) 隈部洋平, 田中信三, 平塚康之, 山田光一郎, 山原康平, 小山泰司, 他. 微量栄養素による化学放射線療法の粘膜炎予防効果の検討. 頭頸部癌. 2013; 39 (1): 104-8.

17) Jahangard-Rafsanjani Z, Gholami K, Hadjibabaie M, Shamshiri AR, Alimoghadam K, Sarayani A, et al. The efficacy of selenium in prevention of oral mucositis in patients undergoing hematopoietic SCT: a randomized clinical trial. Bone Marrow Transplant. 2013; 48 (6): 832-6. [PMID: 23292233]

18) Büntzel J, Riesenbeck D, Glatzel M, Berndt-Skorka R, Riedel T, Mücke R, et al. Limited effects of selenium substitution in the prevention of radiation-associated toxicities. Results of a randomized study in head and neck cancer patients. Anticancer Res. 2010; 30 (5): 1829-32. [PMID: 20592387]

Q7　口腔粘膜炎の予防に，どのような含嗽が推奨されるか？

A7　推奨される含嗽の基本は，水，生理食塩水（0.9% NaCl）やアルコールフリーの含嗽薬で，1分間の含嗽を1日最低4回は行う。

解　説

1）含嗽の目的

　口腔粘膜炎に対する含嗽の目的は，口腔内を清潔に保ち（消毒ではなく残渣の除去），口腔粘膜の保湿により粘膜を保護し，疼痛を緩和することである。

2）粘膜炎に対する含嗽に関するエビデンス

　生理食塩水とグルコン酸クロルヘキシジン含嗽薬の無作為化クロスオーバー試験では，それぞれの群で口腔粘膜炎の発症，Gradeに差はみられず[1]，重炭酸ナトリウム，グルコン酸クロルヘキシジン含嗽薬，表面麻酔薬そのほかの薬剤の3群を比較した無作為化試験でも，各群における口腔粘膜炎の治癒とペインスコアに差がみられなかった[2]。これらの結果から，がん治療時の口腔粘膜炎に対しては，安価で患者の受け入れもよい，生理食塩水による含嗽が推奨されている。

　グルコン酸クロルヘキシジン含嗽薬やポビドンヨード含嗽薬は，粘膜への刺激が強いこと，アルコールを含有しており粘膜の乾燥を助長することなどから，口腔粘膜炎の発症予防，症状の改善に有効ではないとの報告があり[3][4]，原則として口腔粘膜炎発症後に粘膜への刺激の強い含嗽薬，エタノールを含む含嗽薬の使用は控えるべきであると考えられている。

　ポビドンヨード含嗽薬に関しては，根治的放射線療法を予定する頭頸部がん患者80名を対象に，3つのアルコールを含まない試験含嗽薬（0.12%クロルヘキシジン，1%ポビドンヨード，生理食塩水）の無作為化比較試験の結果，アルコールを含まないポビドンヨード含嗽薬は口腔粘膜炎の発症を遅らせ，重症度を低下させたとする報告[5]をはじめ，放射線治療を受けた患者の口腔粘膜炎の重症度を有意に低下させるとの報告も散見される[6]。グルコン酸クロルヘキシジン含嗽薬に関しては，わが国ではアナフィラキシーの問題から，2004年より厚生労働省の医薬品・医療用具等安全性情報において，「口の中に傷やひどいただれのある人には使用しないこと」とされている。

　現在の含嗽のコンセンサスは，以下の通りである。

　①口腔内を清潔に保つために，少なくとも1日4回以上，水，生理食塩水（0.9% NaCl）などを使用して，軽い含嗽やゆすぎをすることを推奨する[7]～[9]。

　②目覚めたときとブラッシング後の1日最低4回は，アルコールフリーの含嗽薬15 mLで約1分間の含嗽を行う。また，含嗽後の30分は飲食を避ける[10]。

3) ガイドライン，ガイダンスにおける取り扱い

(1) 推奨されており，かつわが国で適用できるもの

- すべてのがんの標的療法患者に対し，口腔粘膜障害の予防のため，アルコールフリー，重曹の含嗽薬を用いて1日4～6回含嗽を行うことを提言する[10]。
- すべてのがんの標的療法患者に対し，口腔粘膜障害の管理のため，アルコールフリー，重曹の含嗽薬を用いて頻回に含嗽を行い，必要に応じて1時間ごとの含嗽を行うことを提言する[10]。

(2) 推奨されているが，わが国での適用が困難なもの

- 化学療法を併用しない中線量放射線治療（50 Gy 以下）を受ける頭頸部がん患者に対し，口腔粘膜障害の予防のため，ベンジダミン（benzydamine）の含嗽を推奨する（エビデンスレベル1）[7)10]。

  ※ベンジダミンはNSAIDsの一種だが，現在日本では取り扱いなし。

- 化学放射線治療を受ける頭頸部がん患者に対し，口腔粘膜障害の疼痛管理のため，0.2％モルヒネ含嗽の有効性を提言する（エビデンスレベル3）[7)10]。

  ※わが国では保険適用外となる。

- 口腔粘膜障害の疼痛管理のため，0.5％ドキセピン（doxepin）含嗽の有効性を提言する（エビデンスレベル4）[7)10]。

  ※ドキセピンは三環系抗うつ薬の一種だが，日本では取り扱いなし。

- mTOR阻害薬関連の口腔粘膜障害の管理のため，0.1 mg/mL デキサメタゾン（dexamethasone）による含嗽を考慮すべきである[10]。

  ※わが国では保険適用外となる。

(3) 推奨されないもの

- 造血幹細胞移植のために大量化学療法（全身放射線照射の有無を問わない）を受ける患者（エビデンスレベル2），あるいは，化学放射線療法または放射線治療を受ける頭頸部がん患者（エビデンスレベル2）に対し，口腔粘膜障害の予防のため，イセガナン（iseganan）による抗菌含嗽を行わないことを推奨する[7)10]。
- 自家あるいは同種造血幹細胞移植のために大量化学療法を受ける患者に対し，口腔粘膜障害の予防のため，顆粒球マクロファージコロニー刺激因子（granulocyte macrophage colony-stimulating factor；GM-CSF）の含嗽を行わないことを提言する（エビデンスレベル2）[7)10]。
- がん化学療法を受ける患者（エビデンスレベル1），放射線治療（エビデンスレベル1）または化学放射線療法（エビデンスレベル2）を受ける頭頸部がん患者に対し，口腔粘膜障害の予防のため，スクラルファート（sucralfate）含嗽を行わないことを推奨する[7)10]。
- がん化学療法を受ける患者（エビデンスレベル1）あるいは放射線治療を受ける頭頸部がん患者（エビデンスレベル2）に対し，口腔粘膜障害の治療のため，スクラルファート（sucralfate）含嗽を行わないことを推奨する[7)10]。
- 放射線治療を受ける頭頸部がん患者に対し，口腔粘膜障害の予防のため，クロルヘキシジン含嗽を行わないことを提言する（エビデンスレベル3）[7)10]。
- 放射線治療を受ける頭頸部がん患者に対し，口腔粘膜障害の予防のため，ミソプロストール（misoprostol）含嗽を行わないことを提言する（エビデンスレベル3）[7)10]。

■ 引用文献

1) Cheng KK, Chang AM, Yuen MP. Prevention of oral mucositis in paediatric patients treated with chemotherapy; a randomised crossover trial comparing two protocols of oral care. Eur J Cancer. 2004; 40 (8): 1208-16. [PMID: 15110885]

2) Dodd MJ, Dibble SL, Miaskowski C, MacPhail L, Greenspan D, Paul SM, et al. Randomized clinical trial of the effectiveness of 3 commonly used mouthwashes to treat chemotherapy-induced mucositis. Oral Surg Oral Med Oral Pathol Oral Radiol Endod. 2000; 90 (1): 39-47. [PMID: 10884634]

3) Scully C, Sonis S, Diz PD. Oral mucositis. Oral Dis. 2006; 12 (3): 229-41. [PMID: 16700732]

4) Rubenstein EB, Peterson DE, Schubert M, Keefe D, McGuire D, Epstein J, et al; Mucositis Study Section of the Multinational Association for Supportive Care in Cancer; International Society for Oral Oncology. Clinical practice guidelines for the prevention and treatment of cancer therapy-induced oral and gastrointestinal mucositis. Cancer. 2004; 100 (9 Suppl): 2026-46. [PMID: 15108223]

5) Madan PD, Sequeira PS, Shenoy K, Shetty J. The effect of three mouthwashes on radiation-induced oral mucositis in patients with head and neck malignancies: a randomized control trial. J Cancer Res Ther. 2008; 4 (1): 3-8. [PMID: 18417894]

6) Bowen J. Prevention of oral mucositis in head and neck cancer patients: A systematic review. 2012. https://digital.library.adelaide.edu.au/dspace/bitstream/2440/78862/8/02whole.pdf

7) Lalla RV, Bowen J, Barasch A, Elting L, Epstein J, Keefe DM, et al; Mucositis Guidelines Leadership Group of the Multinational Association of Supportive Care in Cancer and International Society of Oral Oncology (MASCC/ISOO). MASCC/ISOO clinical practice guidelines for the management of mucositis secondary to cancer therapy. Cancer. 2014; 120 (10): 1453-61. [PMID: 24615748]

8) Quinn B, Thomson M, Horn J, Treleaven J, Houghton D, Fulman L, et al. United Kingdom Oral Care in Cancer Guidance: Second Edition. http://www.ukomic.co.uk/publications.html. accessed 03/09/16

9) 日本がんサポーティブケア学会粘膜炎部会監訳.（JASCC がん支持医療ガイド翻訳シリーズ）EOCC（The European Oral Care in Cancer Group）口腔ケアガイダンス第 1 版日本語版. 2018.

10) Peterson DE, Boers-Doets CB, Bensadoun RJ, Herrstedt J; ESMO Guidelines Committee. Management of oral and gastrointestinal mucosal injury: ESMO Clinical Practice Guidelines for diagnosis, treatment, and follow-up. Ann Oncol. 2015; 26 Suppl 5: v139-51. [PMID: 26142468]

Q8 口腔粘膜炎の予防に，ピロカルピンの予防投与は推奨されるか？

A8

口腔乾燥は口腔粘膜炎の強い悪影響因子であるため，口腔乾燥治療薬であるピロカルピンは，粘膜炎の予防にも有効である可能性が期待される。しかし，いくつかの無作為化比較試験の結果から，現時点のMASCC/ISOO ガイドラインでは，頭頸部がん放射線療法および造血幹細胞移植における高用量化学療法において，口腔粘膜炎の予防の目的では使用しないことが推奨されている。また，わが国では口腔粘膜炎に対してのピロカルピンの処方は保険適用外である。

解　説

1) ピロカルピンとは

　ピロカルピンは南米植物の *Pilocarpus jaborandi* などの葉に存在するアルカロイドである。ピロカルピンは唾液腺の腺房細胞のムスカリン M3 受容体を刺激することによる副交感神経刺激作用を示し，強力な唾液分泌促進作用を有している。ピロカルピンは，頭頸部の放射線療法に伴う口腔乾燥症の改善に対して，さまざまな報告がその有効性を示しており，わが国でも保険での使用が承認されている。

　頭頸部放射線療法中のピロカルピン投与が口腔乾燥に与える効果を調べたメタアナリシスでは，ピロカルピン投与群（n＝369）は非投与群（n＝367）と比較して治療後 3〜6 カ月の無刺激唾液量を増加し，臨床的な口腔乾燥を減少し，QOL を上昇させる[1]。

2) 口腔粘膜炎への有効性

　唾液分泌の低下による口腔の乾燥は，口腔粘膜炎のリスク因子である。ピロカルピンは唾液の分泌を促進し，口腔乾燥を改善することにより，口腔粘膜炎の予防や治癒の促進への効果が期待される。しかしながら，先行する研究において，ピロカルピンが頭頸部放射線療法における粘膜障害に有効ではないとの結論を提示している報告がいくつかある。

　頭頸部がん放射線療法を行った 245 名を対象としたピロカルピン投与群とプラセボ群の無作為化比較試験において，口腔粘膜炎の QOL スケールでは，両群の間に有意差を示さなかった[2]。

　頭頸部放射線療法中および治療後 1 カ月の患者において，ピロカルピン投与群（n＝65）は，プラセボが投与された群（n＝65）と比較して，口腔粘膜炎の重症度に有意差は認められなかった[3]。

　化学療法におけるピロカルピンの有効性に関しては，投与により，口腔粘膜炎の改善を認めたとの報告もあるが，症例数が少なく，エビデンスとしては弱い。自家移植治療におけるピロカルピン投与群（n＝20）では，プラセボ群（n＝16）と比較して，有意に口腔乾燥を減少させ，睡眠を改善したが，口腔粘膜炎の重症度に有意差を認めなかった[4]。化学療法施行 32 名 82 コースにおけるクロスオーバー試験では，ピロカルピン投与群はプラセボ群と比較して口腔粘膜炎が少なかった[5]。

3) ピロカルピンの有害事象

　ピロカルピンは高い頻度で発汗，頻尿，鼻汁，頭痛などの副作用が報告されており，本薬剤の服薬コンプライアンスを下げる要因となっている。

　結論として，ピロカルピンは頭頸部放射線療法における口腔乾燥症の改善に有効であるが，がん治療における口腔粘膜毒性との相関を高いエビデンスで示す報告はまだなく，また，わが国では口腔粘膜炎の保険適用をもたないことなどから，現時点では口腔粘膜炎の予防を目的にピロカルピンの投与を行うことは推奨しない。

■引用文献

1) Yang WF, Liao GQ, Hakim SG, Ouyang DQ, Ringash J, Su YX. Is pilocarpine effective in preventing radiation-induced xerostomia? A systematic review and meta-analysis. Int J Radiat Oncol Biol Phys. 2016; 94 (3): 503-11. [PMID: 26867879]

2) Scarantino C, LeVeque F, Swann RS, White R, Schulsinger A, Hodson DI, et al. Effect of pilocarpine during radiation therapy: results of RTOG 97-09, a phase Ⅲ randomized study in head and neck cancer patients. J Support Oncol. 2006; 4 (5): 252-8. [PMID: 16724649]

3) Warde P, O'Sullivan B, Aslanidis J, Kroll B, Lockwood G, Waldron J, et al. A Phase Ⅲ placebo-controlled trial of oral pilocarpine in patients undergoing radiotherapy for head-and-neck cancer. Int J Radiat Oncol Biol Phys. 2002; 54 (1): 9-13. [PMID: 12182969]

4) Lockhart PB, Brennan MT, Kent ML, Packman CH, Norton HJ, Fox PC, et al. Randomized controlled trial of pilocarpine hydrochloride for the moderation of oral mucositis during autologous blood stem cell transplantation. Bone Marrow Transplant. 2005; 35 (7): 713-20. [PMID: 15696181]

5) Awidi A, Homsi U, Kakail RI, Mubarak A, Hassan A, Kelta M, et al. Double-blind, placebo-controlled cross-over study of oral pilocarpine for the prevention of chemotherapy-induced oral mucositis in adult patients with cancer. Eur J Cancer. 2001; 37 (16): 2010-4. [PMID: 11597378]

Q9 頭頸部放射線療法における粘膜障害の予防に，治療開始前の歯科金属冠の除去は推奨されるか？

A9 治療開始前の歯科金属冠の除去は，金属冠による粘膜線量の増加を予防できるので粘膜障害の予防として有効である。しかし，金属冠の除去には，さまざまなリスクがあること，スペーサーの使用などの有効な代替方法が保険診療で行えることなどから，すべての症例に粘膜障害の予防のための歯科金属冠除去を適用できる状況は稀であり，本手引きでは推奨しない。

解　説

1) なぜ歯科金属冠が問題となるのか

　歯科金属のような高密度，高原子番号の物質に頭頸部放射線療法で使用される 4〜6 MV の高エネルギー X 線が照射されると，その周辺には後方散乱線による線量増加が起こる。後方散乱線による歯科金属冠表面の線量増加は 10〜70%[1)〜7)] と報告され，金属の密度や原子番号が高いほど高くなる[3)8)]。また，後方散乱線による線量増加は照射法で異なり，前方一門照射，左右対向 2 門，直交 2 門，強度変調放射線治療（IMRT）で，それぞれ 54%，22%，37%，18% と報告されている[9)]。

　粘膜炎などの急性放射線障害は線量依存性に，悪化することから，照射野に歯科金属冠が含まれていると，金属から発生する後方散乱線により口腔粘膜への線量が増加し，粘膜炎が悪化する。実際に，歯科金属冠に接している粘膜に潰瘍を伴う重度の粘膜炎が発症する事例は，臨床上よく経験される。このような粘膜炎の悪化は，治療の休止による治療期間の延長や，治療の中断による不十分な治療線量により局所制御率を低下させる可能性がある[10)]。

　また，現在，多くの施設で CT 画像を用いた治療計画が行われている。治療計画を立てるうえで最も重要なのは，腫瘍や危険臓器である正常組織の位置の正確な把握である。しかし，治療計画 CT の撮影範囲に金属冠があると，金属アーチファクトにより腫瘍や正常組織の把握が困難になるだけでなく，正確な CT 値データが得られないことから線量の計算が不正確になる。

　このように，腫瘍や正常組織の把握と線量計算が不正確であると，不十分な腫瘍線量と過剰な正常組織線量によって局所制御率が低下したり，顎骨壊死などの予期せぬ重篤な合併症が引き起こされたりする可能性がある。

2) ガイドライン上での言及

　日本放射線腫瘍学会 放射線治療計画ガイドライン 2016 年版[11)] では，高エネルギー X 線放射線治療において歯科金属冠が装着されている場合，金属アーチファクトによる線量計算の影響や金属冠からの散乱線で口腔粘膜炎を惹起するおそれがあることから，治療計画 CT 画像の金属部分の水密度への変換，金属冠の除去やスペーサーの挿入による散乱線の予防，ビーム方向の調整による金属冠の影響の回避が推奨されている。

　粒子線治療においては，歯科金属冠や歯科インプラントが装着されている場合の取り扱いに

ついてガイドラインなどでの言及はない。粒子線治療で用いられる重粒子線（炭素イオン線）や陽子線はブラッグピークというシャープな線量分布特性をもつことから，高エネルギー X 線より優れた線量分布精度をもつ。一方，金属アーチファクトの線量計算精度への影響が高エネルギー X 線より大きく，治療計画 CT 画像上の金属部分を高エネルギー X 線のように水密度へ変換するだけでは線量補正が不十分であり，自由にビーム入射方向を変えられない固定ポートの装置では，ビーム方向調整で金属冠の影響を回避することはできない。また，金属アーチファクトにより腫瘍や正常組織の把握が正確にできないと，粒子線のもつ優れた線量分布特性を生かすことができない。これらの理由から，粒子線治療では照射野および治療計画 CT の撮影範囲に含まれる歯科金属冠を除去する施設が大部分である。

3) 歯科金属冠除去の問題点

歯科金属冠除去は治療計画 CT 画像での腫瘍や正常組織の把握を容易にし，金属アーチファクトによる線量計算への影響や後方散乱線による粘膜炎の悪化を回避することができる。しかし，歯科金属冠の除去は想像以上に患者に対する侵襲が大きく，除去に要する時間や除去による抜歯のリスクや咀嚼機能の低下，除去後の再製作における医療保険の制約，患者の同意が得られにくいなど，歯科金属冠の除去は決して安易に行えるものではなく，歯科側のマンパワーの問題など，実施可能な症例や施設は限られているのが現状である。

4) 歯科金属冠の影響に対する，推奨される対応とは

歯科金属冠からの後方散乱線の影響は，金属冠の表面から最大で 4～5 mm の範囲であることから[2)6)7)]，金属冠と正常粘膜の間に 4～5 mm のスペースをつくることで散乱線の影響を回避できる（スペーサーの詳細は 77 頁，各論 1 Q10 参照）[1)7)]。

治療計画 CT 画像での金属アーチファクトの問題に関しては，治療計画 CT 画像に MRI や PET-CT 画像を image fusion することで腫瘍の把握がより正確になり，正常組織の線量軽減が可能になる[12)～14)]ことから，金属アーチファクトのある治療計画 CT 画像においても MRI や PET-CT 画像を image fusion することで，腫瘍や正常組織の把握が可能であると思われる。実際，現在多くの治療計画装置に image fusion 機能が搭載されている。また，近年は金属アーチファクト軽減ソフトウエアにより，金属アーチファクトのある治療計画 CT 画像でも腫瘍や正常組織の把握が可能になり[15)]，金属アーチファクトが軽減されることで線量計算精度も向上することが，高エネルギー X 線放射線治療[16)17)]だけでなく重粒子線治療[18)]においても報告されている。

歯科金属冠の除去の可否は，いまだエビデンスが少なく，施設の判断によりケースバイケースで行われている。今後，局所制御，予後，口腔粘膜炎の状況だけでなく，コスト，患者満足度も含め評価し，歯科金属冠を除去した放射線療法と，マウスピース，image fusion，金属アーチファクト軽減ソフトウエアを用いた放射線療法のどちらが有用であるかは，状況に応じたエビデンスを示し，明らかにする必要がある。

■引用文献

1) Wang R, Boyle A. A convenient method for guarding against localized mucositis during radiation therapy. J Prosthodont. 1994; 3 (4): 198-201. [PMID: 7866501]

2) Katsura K, Utsunomiya S, Abe E, Sakai H, Kushima N, Tanabe S, et al. A study on a dental device for the prevention of mucosal dose enhancement caused by backscatter radiation from dental alloy during external beam radiotherapy. J Radiat Res. 2016; 57 (6): 709-13. [PMID: 27702778]

3) Das IJ, Cheng CW, Mitra RK, Kassaee A, Tochner Z, Solin LJ. Transmission and dose perturbations with high-Z materials in clinical electron beams. Med Phys. 2004; 31 (12): 3213-21. [PMID: 15651605]

4) Wang RR, Pillai K, Jones PK. In vitro backscattering from implant materials during radiotherapy. J Prosthet Dent. 1996; 75 (6): 626-32. [PMID: 8725838]

5) Melian E, Fatyga M, Lam P, Steinberg M, Reddy SP, Petruzzelli GJ, et al. Effect of metal reconstruction plates on cobalt-60 dose distribution: a predictive formula and clinical implications. Int J Radiat Oncol Biol Phys. 1999; 44 (3): 725-30. [PMID: 10348305]

6) Reitemeier B, Reitemeier G, Schmidt A, Schaal W, Blochberger P, Lehmann D, et al. Evaluation of a device for attenuation of electron release from dental restorations in a therapeutic radiation field. J Prosthet Dent. 2002; 87 (3): 323-7. [PMID: 11941360]

7) Chin DW, Treister N, Friedland B, Cormack RA, Tishler RB, Makrigiorgos GM, et al. Effect of dental restorations and prostheses on radiotherapy dose distribution: a Monte Carlo study. J Appl Clin Med Phys. 2009; 10 (1): 2853. [PMID: 19223833]

8) Chang KP, Lin WT, Shiau AC, Chie YH. Dosimetric distribution of the surroundings of different dental crowns and implants during LINAC photon irradiation. Radiat Phys Chem. 2014; 104: 339-44.

9) Kamomae T, Itoh Y, Okudaira K, Nakaya T, Tomida M, Miyake Y, et al. Dosimetric impact of dental metallic crown on intensity-modulated radiotherapy and volumetric-modulated arc therapy for head and neck cancer. J Appl Clin Med Phys. 2016; 17 (1): 234-45. [PMID: 26894359]

10) Fowler JF, Lindstrom MJ. Loss of local control with prolongation in radiotherapy. Int J Radiat Oncol Biol Phys. 1992; 23 (2): 457-67. [PMID: 1534082]

11) 日本放射線腫瘍学会編. 放射線治療計画ガイドライン 2016 年版 第 4 版. 金原出版, 2016.

12) Nishioka T, Shiga T, Shirato H, Tsukamoto E, Tsuchiya K, Kato T, et al. Image fusion between 18FDG-PET and MRI/CT for radiotherapy planning of oropharyngeal and nasopharyngeal carcinomas. Int J Radiat Oncol Biol Phys. 2002; 53 (4): 1051-7. [PMID: 12095574]

13) Brock KK, Mutic S, McNutt TR, Li H, Kessler ML. Use of image registration and fusion algorithms and techniques in radiotherapy: Report of the AAPM Radiation Therapy Committee Task Group No. 132. Med Phys. 2017; 44 (7): e43-e76. [PMID: 28376237]

14) Pereira GC, Traughber M, Muzic RF Jr. The role of imaging in radiation therapy planning: past, present, and future. Biomed Res Int. 2014; 2014: 231090. [PMID: 24812609]

15) Kovacs DG, Rechner LA, Appelt AL, Berthelsen AK, Costa JC, Friborg J, et al. Metal artefact reduction for accurate tumour delineation in radiotherapy. Radiother Oncol. 2018; 126 (3): 479-86. [PMID: 29050958]

16) Ziemann C, Stille M, Cremers F, Rades D, Buzug TM. The effects of metal artifact reduction on the retrieval of attenuation values. J Appl Clin Med Phys. 2017; 18 (1): 243-50. [PMID: 28291909]

17) Kwon H, Kim KS, Chun YM, Wu HG, Carlson JN, Park JM, et al. Evaluation of a commercial orthopaedic metal artefact reduction tool in radiation therapy of patients with head and neck cancer. Br J Radiol. 2015; 88 (1052): 20140536. [PMID: 25993487]

18) Miki K, Mori S, Hasegawa A, Naganawa K, Koto M. Single-energy metal artefact reduction with CT for carbon-ion radiation therapy treatment planning. Br J Radiol. 2016; 89 (1062): 20150988. [PMID: 26942839]

Q10 頭頸部放射線療法による口腔粘膜炎の予防に，放射線治療補助器具は推奨されるか？

A10 頭頸部放射線療法での口腔粘膜炎の予防に，放射線治療補助器具の作製・使用は推奨される。

解　説

1）放射線治療補助器具

　頭頸部放射線療法時に使用される放射線治療補助器具は，目的別に，①キャリア，②シールディングステント，③ポジション維持ステント，④リコンツアリングステント，⑤スペーサー，⑥ディスプレーシングステントに分類される。

(1) キャリア (図1，図2)[1)2)]

　線源や後充填法のアプリケーターを保持・固定し，それらを患部に密着させることを目的とした装置である。表在がんに対する密封小線源を用いたモールド治療の際などに利用される。

(2) シールディングステント (図3)[1)〜4)]

　口腔粘膜，唾液腺，下顎骨，眼球などの正常組織を遮蔽することを目的とした装置であり，電子線を用いた放射線療法において，放射線を遮蔽するため1mm以上の厚みの鉛を装置に封入する。口唇がん，頬粘膜がん，眼瞼がんの治療で使用されることが多い。

(3) ポジション維持ステント (図4)[5)]

　上下顎，舌，軟口蓋などの可動部位を固定することで放射線療法の再現性を向上させ，セットアップエラーを少なくすることを目的とした装置である。強度変調放射線治療（IMRT）などの高精度放射線治療や粒子線治療で使用されることが多い。また，電子線治療でのコーンのポジションを固定するためのステントもポジション維持ステントといわれることがある。

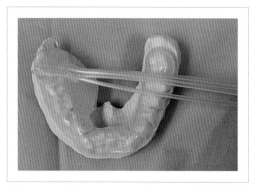

図1　キャリア
右臼後部歯肉の表在がんに対する後充填法のキャリアとして使用される放射線治療補助器具。

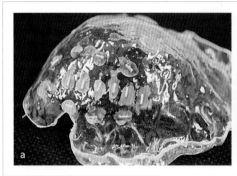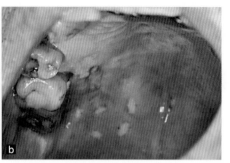

図2　キャリア
a　右口蓋の表在がんに対するモールド治療のキャリアとして使用される放射線治療補助器具。
b　放射線治療終了直後の口腔内写真。固定された線源の位置に一致して，病変を取り囲む点状の偽膜を伴う口腔粘膜炎が認められる。

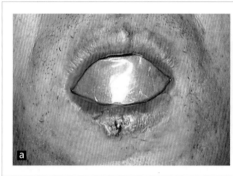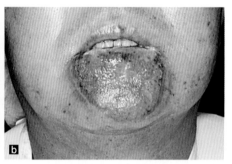

図3　シールディングステント
a　シールディングステントが装着された下唇の口唇がん患者。病変後方の口腔正常組織（歯肉や顎骨など）を遮蔽するための鉛を付与した放射線治療補助器具が装着されている。
b　放射線治療終了直後。下唇とオトガイ部皮膚に粘膜炎および皮膚炎が認められる。

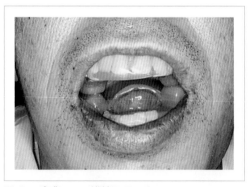

図4　ポジション維持ステント
下顎にポジション維持ステントが装着された左舌根部の中咽頭がん患者。舌の動きを固定するためのプレートを付与した放射線治療補助器具が装着されている。さらに，顎の動きを制限するため上下の放射線治療補助器具は固定されている。

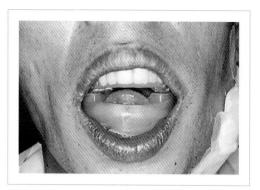

図5　リコンツアリングステント
下顎にリコンツアリングステントが装着された左中咽頭
がん患者。下顎が無歯顎であり，下唇の位置が後方へ移
動するため，照射野内の皮膚表面の輪郭を平坦化するた
めに放射線治療補助器具が装着されている。

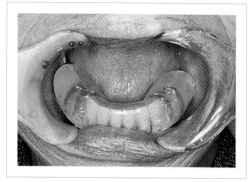

図6　スペーサー
下顎にスペーサーが装着された右中咽頭がん患者。近接
する口腔正常組織である舌と頬粘膜が歯科金属冠周囲の
高線量域に含まれないようにするため，5 mm 厚の放射
線治療補助器具が装着されている。

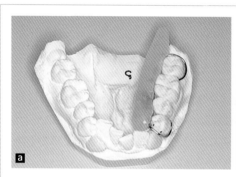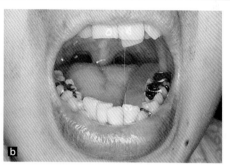

図7　スペーサー
a　左舌がんに対する組織内照射のスペーサーとして使用される放射線治療補助器具。
b　左下顎臼歯部にスペーサーが装着された左舌がん患者。口腔正常組織である左下顎骨が病変周囲の高線量
　域に含まれないようにするため，10 mm 厚の放射線治療補助器具が装着されている。組織内照射のスペー
　サーは病変に線源が刺入された後に装着される。

(4) リコンツアリングステント (図 5)[6]

　口腔や頭頸部のように凸凹した部分の不規則な輪郭を平坦化や円滑化することで，輪郭の凸
凹による高線量域や低線量域の出現を防ぐことを目的とした装置である。

(5) スペーサー (図 6，図 7)[1][7][8]

　口腔粘膜や下顎骨を高線量域から離し，線量を減弱することを目的とした装置である。高原
子番号物質である歯科金属冠に高エネルギー X 線が当たると，後方散乱線が発生し，局所的
な高線量域が出現する。口腔粘膜が歯科金属冠に接していると，この高線量域による口腔粘膜
炎の悪化をきたすため，口腔粘膜を歯科金属冠から離し，口腔粘膜炎の悪化を予防する。これ
は高エネルギー X 線を用いた外部放射線療法で使用される。組織内照射では線源と下顎骨を
離し，下顎骨の線量を減弱することで，顎骨壊死の発生を予防するために使用される。

I 口腔 / 総論 / 各論1 / 各論2

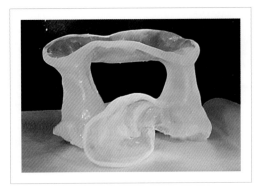

図8　ディスプレーシングステント
左上顎がんに対する IMRT のディスプレーシングステントとして使用される放射線治療補助器具。正常組織である舌や下顎を照射野外に移動させるため、舌を右側に圧排するためのプレートを付与し、開口させる形態となっている。さらに、顎の動きを制限するため上下の放射線治療補助器具は固定されポジション維持ステントの役割を兼ね備えている。

(6) ディスプレーシングステント (図8)[2)5)6)9)10)]

　口腔粘膜、舌、顎骨などの正常組織を照射野外に移動させることを目的とした装置である。大きく開口させて照射不要な上顎骨を照射野外に移動させたり、照射不要な頬粘膜や舌などの可動粘膜を圧排し、照射野外に移動させたりすることで、口腔粘膜炎や顎骨壊死を予防する。特に、線量集中性に優れる IMRT や粒子線治療では非常に有効である。

　頭頸部放射線療法における粘膜障害の予防を目的とした放射線治療補助器具はスペーサーとディスプレーシングステントであり、臨床の現場においてポジション維持ステントの役割を兼ね備える装置が使用されることが多い。

2) ガイドライン上での言及

　日本放射線腫瘍学会 放射線治療計画ガイドライン 2016 年版[11)] では、高エネルギー X 線放射線治療において歯科金属冠が装着されている場合、歯科金属冠からの散乱線で口腔粘膜炎を惹起することが懸念されることから、歯科金属冠の撤去またはスペーサーの挿入による散乱線の防御の検討を推奨している。また、治療計画において、上顎、唾液腺、口腔ではディスプレーシングステントを用いて正常組織を照射野から外すことを考慮し、舌ではポジション維持ステントを用いて舌の可動に制限を加えることが明記されている。

　IMRT における物理・技術的ガイドライン 2011[12)] では、頭頸部 IMRT は嚥下などにより下顎や頸部が変位する可能性があり、固定用シェルにポジション維持ステントを組み合わせた固定が必要とある。

　粒子線治療装置の物理・技術的 QA システムガイドライン (粒子線 QA2016)[13)] では、治療の流れのなかで必ず行う作業として、患者固定具の作製が含まれているが、具体的な方法についての言及はない。粒子線治療は線量集中性に優れる反面、不十分な再現性は治療成績の低下や予期せぬ重大な有害事象を起こす可能性があり、可動部位や危険臓器としての正常組織が多

い頭頸部では，ポジション維持ステントの作製は必須であると考えられる。

3) スペーサーの粘膜炎予防のエビデンス

　歯科金属のような高密度，高原子番号の物質に頭頸部放射線療法で使用される4〜6 MVの高エネルギーX線が照射されると，後方散乱線による線量増加が起こる。後方散乱線による線量増加量は，前方一門照射，左右対向2門，直交2門，IMRTで，それぞれ54％，22％，37％，18％増加すると報告されている[14]。したがって70 Gyの治療線量の場合，歯科金属に接した粘膜線量はIMRTで82.6 Gy，前方一門照射で107.8 Gyとなり，歯科金属近傍の粘膜炎は悪化する。一方，後方散乱線の影響は金属冠表面から最大で4〜5 mmの範囲であることから[15)〜18)]，歯科金属と正常粘膜の間に4〜5 mmのスペースをつくることで散乱線の影響を回避できると考えられる[15)18)19)]。実際に，スペーサーを装着し放射線療法を受けることで，後方散乱線によると考えられる粘膜炎の悪化を予防できたとする報告[20)]，Grade 3の粘膜炎を有意に減らせたとする報告[21)]がある。また，マウスガードにより粘膜炎が軽減され，口内痛，体重減少，栄養サポートの介入頻度を少なくできたとする報告[22)]がある。

4) ディスプレーシングステントの粘膜炎予防のエビデンス

　腫瘍と関係のない舌や頬粘膜などの口腔粘膜を圧排することで，それらを照射野外に移動させたり，照射される範囲を狭めたりすることができれば，腫瘍と関係のない舌や口腔粘膜に対する放射線の影響を減弱できると考えられる。ディスプレーシングステントを利用することで，腫瘍と関係のない口腔粘膜を照射野外に移動させたり[2)5)9)]，低線量域に移動させたり[6)10)]，照射される範囲を狭めたり[2)]できることが，放射線治療計画装置上やリニアックグラフィ上で示されている。実際に，ディスプレーシングステントを使用することでGrade 3の粘膜炎の発症時期を遅らせることができたとする報告[6)]がある。

5) 実際の作製について

　スペーサーとディスプレーシングステントなどの放射線治療補助器具は，頭頸部放射線療法での有効性のエビデンスがあり，2016年から歯科保険適用となっている。スペーサーやディスプレーシングステントの材質は，線量分布に影響しない歯周囲組織の頬脂肪体や舌に近いCT値と組成を有するものが理想的であり，市販の歯科材料ではエチレン酢酸ビニルコポリマー（EVA）が最も近い[15)]。ポリメタクリル酸メチル樹脂（PMMA）のような高密度，高原子番号の硬い素材は，厚みが増えるとそれ自身からの散乱線により粘膜線量が増加[15)]するため，外照射では推奨されない。また，後方散乱線の影響は金属冠表面から最大で4〜5 mmの範囲であることから[15)〜19)]，スペーサーの厚みは4〜5 mmで十分であり，厚みをもたせすぎると粘膜炎により挿入困難になることが懸念されるため，注意が必要である。

■引用文献

1) 谷口尚，乙丸貴史．補助装置．大山喬史，谷口尚編．顎顔面補綴の臨床．医学情報社，2006．pp122-32.
2) Kaanders JH, Fleming TJ, Ang KK, Maor MH, Peters LJ. Devices valuable in head and neck radiotherapy. Int J Radiat Oncol Biol Phys. 1992; 23 (3): 639-45. [PMID: 1612965]
3) Coleman AJ. A technique for shielding electron beams used in radiotherapeutic management of head and neck cancer. J Prosthodont. 1996; 5 (2): 129-32. [PMID: 9028217]
4) Rocha BA, Lima LMC, Paranaíba LMR, Martinez ADS, Pires MBO, de Freitas EM, et al. Intraoral stents

in preventing adverse radiotherapeutic effects in lip cancer patients. Rep Pract Oncol Radiother. 2017；22 (6)：450-4. [PMID: 28883766]

5) Doi H, Tanooka M, Ishida T, Moridera K, Ichimiya K, Tarutani K, et al. Utility of intraoral stents in external beam radiotherapy for head and neck cancer. Rep Pract Oncol Radiother. 2017; 22 (4)：310-8. [PMID: 28515675]

6) Verrone JR, Alves FA, Prado JD, Marcicano Ad, de Assis Pellizzon AC, Damascena AS, et al. Benefits of an intraoral stent in decreasing the irradiation dose to oral healthy tissue: dosimetric and clinical features. Oral Surg Oral Med Oral Pathol Oral Radiol. 2014; 118 (5)：573-8. [PMID: 25442494]

7) Fujita M, Tamamoto M, Hirokawa Y, Kashiwado K, Akagi Y, Kashimoto K, et al. Experimental and clinical studies on dose reduction effects of spacers in interstitial brachytherapy for carcinoma of the mobile tongue. Oral Surg Oral Med Oral Pathol. 1993; 76 (6)：797-803. [PMID: 8284088]

8) Miura M, Takeda M, Sasaki T, Inoue T, Nakayama T, Fukuda H, et al. Factors affecting mandibular complications in low dose rate brachytherapy for oral tongue carcinoma with special reference to spacer. Int J Radiat Oncol Biol Phys. 1998; 41 (4)：763-70. [PMID: 9652836]

9) Johnson B, Sales L, Winston A, Liao J, Laramore G, Parvathaneni U. Fabrication of customized tongue-displacing stents: considerations for use in patients receiving head and neck radiotherapy. J Am Dent Assoc. 2013; 144 (6)：594-600. [PMID: 23729456]

10) Ikawa H, Koto M, Ebner DK, Takagi R, Hayashi K, Tsuji H, et al. A custom-made mouthpiece incorporating tongue depressors and elevators to reduce radiation-induced tongue mucositis during carbon-ion radiation therapy for head and neck cancer. Pract Radiat Oncol. 2018; 8 (2)：e27-e31. [PMID: 29291964]

11) 日本放射線腫瘍学会編．放射線治療計画ガイドライン 2016 年版．金原出版，2016.

12) IMRT 物理 QA ガイドライン専門小委員会（日本放射線腫瘍学会 QA 委員会）．強度変調放射線治療における物理・技術的ガイドライン 2011．https://www.jastro.or.jp/customer/guideline/2016/10/IMRT2011.pdf

13) 日本放射線腫瘍学会，日本医学物理学会，日本放射線技術学会編．粒子線治療装置の物理・技術的 QA システムガイドライン（粒子線 QA2016）．http://www.jsmp.org/wp-content/uploads/particle_beam_physical_QA_guidelines.pdf

14) Kamomae T, Itoh Y, Okudaira K, Nakaya T, Tomida M, Miyake Y, et al. Dosimetric impact of dental metallic crown on intensity-modulated radiotherapy and volumetric-modulated arc therapy for head and neck cancer. J Appl Clin Med Phys. 2016; 17 (1)：234-45. [PMID: 26894359]

15) Katsura K, Utsunomiya S, Abe E, Sakai H, Kushima N, Tanabe S, et al. A study on a dental device for the prevention of mucosal dose enhancement caused by backscatter radiation from dental alloy during external beam radiotherapy. J Radiat Res. 2016; 57 (6)：709-13. [PMID: 27702778]

16) Wang RR, Pillai K, Jones PK. In vitro backscattering from implant materials during radiotherapy. J Prosthet Dent. 1996; 75 (6)：626-32. [PMID: 8725838]

17) Reitemeier B, Reitemeier G, Schmidt A, Schaal W, Blochberger P, Lehmann D, et al. Evaluation of a device for attenuation of electron release from dental restorations in a therapeutic radiation field. J Prosthet Dent. 2002; 87 (3)：323-7. [PMID: 11941360]

18) Chin DW, Treister N, Friedland B, Cormack RA, Tishler RB, Makrigiorgos GM, et al. Effect of dental restorations and prostheses on radiotherapy dose distribution: a Monte Carlo study. J Appl Clin Med Phys. 2009; 10 (1)：2853. [PMID: 19223833]

19) Wang R, Boyle A. A convenient method for guarding against localized mucositis during radiation therapy. J Prosthodont. 1994; 3 (4)：198-201. [PMID: 7866501]

20) Schratter-Sehn AU, Schmidt WF, Kielhauser R, Langer H, Kärcher KH. [The prevention of mucosal lesions during oropharyngeal irradiation with a dental-filling shield]. Strahlenther Onkol. 1992; 168 (1)：35-8. [PMID: 1734589]

21) 勝良剛詞，曽我麻里恵，林孝文，阿部英輔，松山洋，山野井敬彦，他．放射線口腔粘膜炎の悪化を予防するデンタルデバイス―その製作方法と臨床効果．DENT DIAMOND．2014; 39 (8)：150-4.

22) Perch SJ, Machtay M, Markiewicz DA, Kligerman MM. Decreased acute toxicity by using midline mucosa-sparing blocks during radiation therapy for carcinoma of the oral cavity, oropharynx, and nasopharynx. Radiology. 1995; 197 (3)：863-6. [PMID: 7480771]

Q1 口腔粘膜炎の疼痛には，どのような治療，管理が推奨されるか？

A1 WHO のがん疼痛治療ガイドラインに準じた疼痛管理が推奨される。

解 説

1) 各ガイドラインの提言

　口腔粘膜炎による疼痛管理の方法については，2008 年に NCCN タスクフォースレポート[1]，2014 年に MASCC/ISOO ガイドライン[2]，2015 年に ESMO ガイドライン[3] がそれぞれ出版されている。口腔粘膜炎の有害事象をきたす治療モダリティ（例：放射線療法，骨髄移植）にかかわらず，WHO のがん疼痛治療ガイドライン[4] に準じ，疼痛の強さに応じて鎮痛薬を単独で，あるいは組み合わせて用いるのが基本である。WHO のがん疼痛治療は「経口的に（by mouth）」「時刻を決めて規則正しく（by the clock）」「患者ごとの個別的な量で（for the individual）」「そのうえで細かい配慮を（with attention to detail）」の 4 つの原則に基づくが，口腔粘膜炎による疼痛のコントロールでは内服が困難な場合が多く，治療経過のなかで内服困難な時期が中長期にわたると予測される場合には，内服薬以外の疼痛コントロール方法も検討する。

　口腔粘膜炎による痛みを患者が訴える場合（例：10 段階評価で 3 以上の痛み）[1]，まず第一に含嗽薬を用いた含嗽を行う。続いて局所麻酔薬を含嗽薬に加えることを検討する。ESMO ガイドラインでは，分子標的薬による粘膜炎の疼痛に対し，NSAIDs 外用薬の局所治療（amlexanox 5% oral pulse，本邦未承認）を考慮してもよいとの記載がある。局所治療による初期対応で痛みがコントロールされない場合は，鎮痛薬の全身投与を行う。口腔粘膜炎の頻度が高い治療を受けている患者や前治療で重篤な口腔粘膜炎が出現した患者に対しては，早期から鎮痛薬の全身投与を検討する。この場合，まずはアセトアミノフェンの投与を試みる。NSAIDs の全身投与は腎機能や血小板機能に影響を与え，治療に支障をきたす可能性がある[5]。したがって NSAIDs の全身投与には慎重であるべきで，より安全性の高いアセトアミノフェンの使用が望ましい。アセトアミノフェンを使用していてもなお痛みのコントロールが不良の場合や突出痛が問題となる場合は，経口オピオイドの速放性製剤を併用する。口腔粘膜炎の強い痛みが持続する場合には，強オピオイドの徐放性製剤を使用する。内服が困難である場合は，フェンタニル経皮吸収製剤や注射薬のような内服以外の投与経路を選択する。なお，フェンタニル経皮吸収製剤はわが国において強オピオイド導入時に使用できず，ほかのオピオイド鎮痛薬から切り替えて使用することに注意が必要である。

2) エビデンス

(1) 望ましい介入として推奨するもの（強いエビデンスによって効果が支持されているもの）

　造血幹細胞移植を受ける患者に対し，口腔粘膜障害の疼痛管理（to treat pain）のため，モ

ルヒネによる自己調節鎮痛法（patient-controlled analgesia；PCA）を推奨する（エビデンスレベル 2)[2]。

(2) 望ましい介入として提言するもの（弱いエビデンスによって効果が支持されているもの）

通常量または大量化学療法（全身放射線照射の有無を問わない）を受ける患者に対し，口腔粘膜障害の疼痛管理（to treat pain）のため，経皮的フェンタニル貼付剤の有効性を提言する（エビデンスレベル 3)[7]。

海外のガイドラインには，化学放射線治療を受ける頭頸部がん患者に対し，口腔粘膜障害の疼痛管理（to treat pain）のため，0.2％モルヒネ含嗽の有効性を提言する（エビデンスレベル 3)[2] との記載があるが，わが国でモルヒネ含嗽は保険適用外である。

3) 薬物による具体的な疼痛コントロール

鎮痛薬を用いた疼痛コントロールを行う際には，頻回にその有効性を評価する。医療者間で痛みの評価方法を統一する（例：Numeric Rating Scale，痛みの程度を 0～10 の数値で表現する）。口腔粘膜炎の疼痛は安静時には症状が軽度で，嚥下動作時に疼痛が増すことがある。したがって，痛みは 24 時間の平均の痛みと最も痛みが強いときの痛みで評価することが望ましい。

鎮痛薬の全身投与を開始する際は，アセトアミノフェンを 1 回 400～1,000 mg，1 日 3～4 回投与する。アセトアミノフェンの投与によっても痛みが遷延する場合はオピオイド製剤を追加する。内服のオピオイド製剤には徐放性製剤（ベース）と速放性製剤（レスキュー）があり，オピオイド製剤を開始する際にはベースとして，経口モルヒネ換算の投与量として 1 日 30 mg までの弱オピオイドまたは強オピオイドを目安にする。また，ベースを開始するのと合わせて，突出痛に対し，頓用で使用できるようにレスキューを用意する。レスキューの用量はベースの 1 日投与量の 6 分の 1 程度とする。安静時の痛みが軽度であり，嚥下時の痛みの訴えのみが強い場合には，ベースを使用せずに毎食前にレスキューを定時内服するのもよい。このような対応でも痛みの訴えが改善しない場合は，ベースの用量を 20～30％ずつ段階的に増量していく。このような管理を外来で行う場合，内服薬または貼付薬で行うが，入院管理下では PCA を利用すると患者がオピオイド注射薬のレスキューを自己調節できるため利便性が高い。しかし，レスキューを頻回に使用して投与量が過剰になったり，ケミカルコーピングの問題が生じたりする場合があるため，PCA 使用の際はこれに習熟した施設や緩和ケアチームの管理下に行うのがよい。

短期間で鎮痛薬の要求量が急増している場合や除痛のために高用量のオピオイドを要する場合（例：オピオイド投与量が経口モルヒネ換算で 1 日 100 mg を超える），粘膜炎の重症度と比較して痛みの訴えが強い場合は，感染症を併発していることがある。この場合，鎮痛薬による除痛より感染症に対する治療が奏効するため，感染症の確認とコントロールのための歯科コンサルト，鎮痛薬のコントロールのための緩和ケアチームコンサルトを検討する。また，治療終了に伴い口腔粘膜炎が軽快すると，それに応じて痛みも軽減していくため，鎮痛薬も段階的にオピオイド薬の減量，中止，局所治療への移行を行う。これは粘膜炎の Grade と痛みの評価を総合的に判断し，鎮痛薬の増量時と反対の段階を踏んで行う。

オピオイド鎮痛薬を使用している期間は，オピオイドによる有害事象に対しても注意が必要

である。なかでも便秘は必発であり，オピオイド導入時に緩下剤の定時使用も検討し，鎮痛効果だけではなく排便状況についても確認する。そのほかに，オピオイド製剤導入時や増量時にみられる悪心，嘔吐や，オピオイド過剰時にみられる傾眠，オピオイド減量時に認められる退薬症状にも注意が必要である。

■引用文献

1）Bensinger W, Schubert M, Ang KK, Brizel D, Brown E, Eilers JG, et al. NCCN Task Force Report. prevention and management of mucositis in cancer care. J Natl Compr Canc Netw. 2008; 6 Suppl 1: S1-21; S22-4. [PMID: 18289497]
2）Lalla RV, Bowen J, Barasch A, Elting L, Epstein J, Keefe DM, et al; Mucositis Guidelines Leadership Group of the Multinational Association of Supportive Care in Cancer and International Society of Oral Oncology（MASCC/ISOO）. MASCC/ISOO clinical practice guidelines for the management of mucositis secondary to cancer therapy. Cancer. 2014; 120 (10): 1453-61. [PMID: 24615748]
3）Peterson DE, Boers-Doets CB, Bensadoun RJ, Herrstedt J; ESMO Guidelines Committee. Management of oral and gastrointestinal mucosal injury: ESMO Clinical Practice Guidelines for diagnosis, treatment, and follow-up. Ann Oncol. 2015; 26 Suppl 5: v139-51. [PMID: 26142468]
4）World Health Organization. WHO guidelines for the pharmacological and radiotherapeutic management of cancer pain in adults and adolexcents. 2019.
5）NCCN Clinical Practice Guidelines in Oncology. Adult Cancer Pain. 2019.

口腔粘膜炎の治療に，漢方薬（半夏瀉心湯）は推奨されるか？

A2 口内炎に保険適用がある漢方薬は，半夏瀉心湯，黄連湯，茵蔯蒿湯である。特に半夏瀉心湯は，その有効性が臨床面，基礎研究面の両方から明らかにされており，がん治療により発症する口腔粘膜炎に対して使用を検討してもよい。治療開始から予防的に用いることもある（予防的使用は保険適用外）。

解　説

1）口内炎と漢方薬

　漢方薬は，中国で用いられている中医薬が6世紀に日本に伝わり，日本の気候風土，日本人の身体に合わせて江戸時代に独自に発展してきたものである。現在，医療保険の適用になっている漢方薬は148品目である。そのうち口内炎に使用されることが多い漢方薬を表1に示す[1)2)]。半夏瀉心湯，黄連湯，茵蔯蒿湯は，口内炎の保険適用を得ており[1)]，なかでも半夏瀉心湯はプラセボをコントロールとした二重盲検無作為化比較試験が行われており，口腔粘膜炎に有効であることが質の高い科学的エビデンスで明らかにされているのみならず，作用メカニズムの基礎研究的な解析により，各生薬成分がそれぞれ異なる作用点を介して口腔粘膜炎に効果を発揮していることが明らかになっている漢方薬である。

2）エビデンス

　漢方薬の口腔粘膜炎に対する効果について解析したエビデンスレベルが高い臨床試験が行われているのは，半夏瀉心湯のみである。半夏瀉心湯の有効性を明らかにするための研究として，大腸がん化学療法の患者93名を対象とした，プラセボコントロールの二重盲検無作為化比較

表1　口内炎に有効と考えられている漢方薬

半夏瀉心湯（ハンゲシャシントウ）
黄連湯（オウレントウ）
茵蔯蒿湯（インチンコウトウ）
小柴胡湯（ショウサイコトウ）
黄連解毒湯（オウレンゲドクトウ）
温清飲（ウンセイイン）
甘草湯（カンゾウトウ）
白虎加人参湯（ビャッコカニンジントウ）
立効散（リッコウサン）
十全大補湯（ジュウゼンタイホトウ）
柴苓湯（サイレイトウ）
五苓散（ゴレイサン）
麦門冬湯（バクモンドウトウ）
桂枝茯苓丸（ケイシブクリョウガン）
補中益気湯（ホチュウエッキトウ）
六君子湯（リックンシトウ）
加味逍遙散（カミショウヨウサン）

表2 半夏瀉心湯の口内炎に対する作用機序

	抗酸化作用[4]	抗炎症作用[5]	抗菌作用[6][7]	鎮痛作用[8][9]	組織修復作用[10]
半夏 (ハンゲ)			＊		
黄芩 (オウゴン)	＊	＊	＊		＊
黄連 (オウレン)	＊	＊	＊		
人参 (ニンジン)	＊		＊	＊	
乾姜 (カンキョウ)	＊	＊	＊	＊	＊
大棗 (タイソウ)	＊				
甘草 (カンゾウ)	＊				＊

＊：関連があることが実験で確かめられた生薬

試験が行われており，半夏瀉心湯は口腔粘膜炎の病悩期間を短縮した（Grade 2 以上の粘膜炎の持続期間の中央値：プラセボ群は 10.5 日であったのに対して，半夏瀉心湯群は 5.5 日，$p =$ 0.018）と報告されている[3]。

3) 半夏瀉心湯の具体的な作用機序

半夏瀉心湯は，半夏（ハンゲ），黄芩（オウゴン），黄連（オウレン），人参（ニンジン），乾姜（カンキョウ），大棗（タイソウ），甘草（カンゾウ）の7種類の生薬で構成されている。これら7種類の生薬は，抗酸化作用[4]，抗炎症作用[5]，抗菌作用[6][7]，鎮痛作用[8][9]，ならびに組織修復作用[10] を介し，口内炎治癒に働くことが基礎研究により明らかにされている（表2）。

4) 半夏瀉心湯を処方する際の具体的な対応

半夏瀉心湯は内服だけではなく，含嗽による外用でもその効果が得られることが報告されている[11]。半夏瀉心湯（1包，2.5 g）をコップ半分（50 mL）程度のお湯または水に溶かし，口の中に含ませて 30 秒程，保持させる（創面に長く作用させるため）。このとき，半夏瀉心湯を吐き出しても構わない。半夏瀉心湯が溶けにくい場合は，コップの底の平らな面などを使ってあらかじめ顆粒をすりつぶし，小さくしておくと溶けやすい。溶けきらない場合は，溶け残ったものもすべて口の中に入れたほうがよい。漢方薬の味が苦手な場合は，ココアと混ぜると服用しやすくなることが知られている。半夏瀉心湯の適用後 30 分間は，食べ物や飲み物を摂取することを控える。

■引用文献

1) 三嶋秀行. 消化管疾患に対する漢方医療の実際 口内炎. 臨消内科. 2013; 28 (2): 203-7.
2) 砂川正隆，王宝禮，影向範昭，亀山敦史，椋梨兼彰，森純信，他. 歯科口腔外科における漢方薬の使用状況：一般歯科診療所における使用実態調査. 日歯東洋医会誌. 2011; 30 (1): 8-17.
3) Matsuda C, Munemoto Y, Mishima H, Nagata N, Oshiro M, Kataoka M, et al. Double-blind, placebo-controlled, randomized phase Ⅱ study of TJ-14 (Hangeshashinto) for infusional fluorinated-pyrimidine-based colorectal cancer chemotherapy-induced oral mucositis. Cancer Chemother Pharmacol. 2015; 76 (1): 97-103. [PMID: 25983022]
4) Matsumoto C, Sekine-Suzuki E, Nyui M, Ueno M, Nakanishi I, Omiya Y, et al. Analysis of the antioxidative function of the radioprotective Japanese traditional (Kampo) medicine, hangeshashinto, in an aqueous

phase. J Radiat Res. 2015；56（4）：669-77.［PMID：25883171］

5）Kono T, Kaneko A, Matsumoto C, Miyagi C, Ohbuchi K, Mizuhara Y, et al. Multitargeted effects of hangeshashinto for treatment of chemotherapy-induced oral mucositis on inducible prostaglandin E2 production in human oral keratinocytes. Integr Cancer Ther. 2014；13（5）：435-45.［PMID：24501112］

6）Fukamachi H, Matsumoto C, Omiya Y, Arimoto T, Morisaki H, Kataoka H, et al. Effects of Hangeshashinto on Growth of Oral Microorganisms. Evid Based Complement Alternat Med. 2015；2015：512947.［PMID：26170876］

7）Hiroshima Y, Bando M, Inagaki Y, Kido R, Kataoka M, Nagata T, et al. Effect of Hangeshashinto on calprotectin expression in human oral epithelial cells. Odontology. 2016；104（2）；152-62.［PMID：25649126］

8）Hitomi S, Ono K, Yamaguchi K, Terawaki K, Imai R, Kubota K, et al. The traditional Japanese medicine hangeshashinto alleviates oral ulcer-induced pain in a rat model. Arch Oral Biol. 2016；66：30-7.［PMID：26878477］

9）Hitomi S, Ono K, Terawaki K, Matsumoto C, Mizuno K, Yamaguchi K, et al. [6]-gingerol and [6]-shogaol, active ingredients of the traditional Japanese medicine hangeshashinto, relief oral ulcerative mucositis-induced pain via action on Na（+）channels. Pharmacol Res. 2017；117：288-302.［PMID：28043879］

10）Miyano K, Eto M, Hitomi S, Matsumoto T, Hasegawa S, Hirano A, et al. The Japanese herbal medicine Hangeshashinto enhances oral keratinocyte migration to facilitate healing of chemotherapy-induced oral ulcerative mucositis. Sci Rep. 2020 17；10（1）：625.［PMID：31953420］

11）大岡均至. 転移性腎癌症例へのスニチニブ投与に伴う口腔粘膜炎に対する半夏瀉心湯含嗽の有用性. 日東医誌. 2018；69（1）：1-6.

Q3 口腔粘膜炎の治療（疼痛緩和）に，口腔粘膜保護材は推奨されるか？

A3 口腔粘膜保護材は口腔粘膜炎発症時の疼痛管理に有効であり，使用が推奨される。日本では，歯科医師および歯科医師の指示を受けた歯科衛生士が，医科と連携することで保険診療の一環として口腔粘膜保護材による処置を行うことができる。

解 説

1）口腔粘膜保護材とは

　口腔粘膜保護材は口腔粘膜炎の創部を物理的に被覆し，外的刺激から物理的に保護し疼痛を緩和するもので，日本では，局所管理ハイドロゲル創傷被覆・保護材「エピシル® 口腔用液」が歯科保険診療で使用可能である。海外には，Caphosol®，Mugard®，Oralife®，Gelclair® などの製品がある。

2）作用機序

　口腔粘膜炎の表面を被覆して，物理的に保護する保護膜を形成し，接触時の疼痛緩和を図る。2020 年 1 月現在，わが国で唯一使用できる口腔粘膜保護材であるエピシル® 口腔用液は，口腔に滴下すると含有する脂質成分が水分と接触することにより自己組織化し（物質が自発的に集合して，規則的な構造をもった分子集合体を形成すること），液体から接着性のゲルに物理的に構造を変化させる。これが口腔粘膜に強力に接着することで，粘膜炎部位を物理的なバリアとして被覆・保護し，疼痛緩和効果を発揮する。

3）エビデンス，ガイドラインでの取り扱い

　ESMO は有識者の見解として，分子標的薬による口内炎の疼痛管理および治療で，口腔粘膜保護材が有効であるとしている。MASCC/ISOO は，現在のところ，口腔粘膜保護材の有効性について言及していない。EOCC[1] や UK Oral Management in Cancer Group（UKOMiC）などの欧州の口腔粘膜炎のガイダンスでは，局所ゲルまたはフィルム状の口腔粘膜保護材は複数の製品の有効性が示唆されており，口腔粘膜炎が軽度～中等度の状態から使用を検討し，また，重度の口腔粘膜炎でも有効な可能性があるとしている。

4）わが国で使用するための具体的な方法

　2020 年 1 月現在，わが国で保険の適用を受け，使用できる口腔粘膜保護材は，エピシル® 口腔用液のみである。本液剤を数滴口腔内に滴下し（1～2 押下で口腔粘膜全体を十分被覆できる量の液剤が滴下される），舌などで患部に塗り広げると，唾液中の水分と反応して数分で潰瘍表面に接着性の保護被膜を形成する。形成される接着性保護膜の薄さは約 0.5～6.5 μm 程度で，違和感はほとんどなく，味覚にもほぼ影響を与えない。この接着性被膜は擦過などにより時間とともに徐々に剥離するが，1 回の食事程度ではその効果は減弱しない。Hadjieva らによる口腔粘膜炎を有する頭頸部がん放射線療法中の患者を対象とした，エピシル® 口腔用液の疼痛緩和効果を調べた臨床試験では，適用後 5 分で粘膜炎の疼痛スコアは速やかに低下し，その効果

は8時間にわたり持続したとされている[2]。

　エピシル®口腔用液は歯科領域で，特定保険医療材料として収載されている医療機器であり，処方箋による処方ではなく，2018年の歯科診療報酬改定で新設された「周術期等専門的口腔衛生処置2」の歯科処置に紐づけての適用となっており，がん主治医と連携した歯科医師のもと適切な口腔機能管理を行うことで，はじめて患者に適用することができる。

　口腔粘膜保護材は薬効を期待して使用するものではなく，物理的作用による疼痛緩和を目的とした保護材であるので，適用部位を清潔な状態にしたうえで使用する必要がある。漫然と使用せず，口腔ケアを励行したうえで使用することが必要である。

■引用文献

1) 日本がんサポーティブケア学会粘膜炎部会監訳．（JASCCがん支持医療ガイド翻訳シリーズ）EOCC（The European Oral Care in Cancer Group）口腔ケアガイダンス第1版日本語版．2018.
2) Hadjieva T, Cavallin-Ståhl E, Linden M, Tiberg F. Treatment of oral mucositis pain following radiation therapy for head-and-neck cancer using a bioadhesive barrier-forming lipid solution. Support Care Cancer. 2014; 22 (6): 1557-62. [PMID: 24442926]

各論 2 治療的対応

 Q4 口腔粘膜炎の治療に，栄養管理，食事支援は推奨されるか？

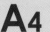 **A4** 口腔粘膜炎に対する栄養療法の有効性のエビデンスはまだ揃っていないものの，創傷治癒促進の観点から栄養管理の効果が期待されること，経口摂取の低下・栄養障害に対する食事支援の必要性から，口腔粘膜炎発症時の栄養管理，食事支援は推奨される。

解　説

1) 各ガイドラインの提言

　2013 年に発行された日本静脈経腸栄養学会編集の静脈経腸栄養ガイドライン第 3 版[1] では，以下のように記載されており，褥瘡の治癒促進のために目標エネルギー量やタンパク質量を設定し，積極的に栄養管理することを推奨している。

> 成人の病態別栄養管理
> 【褥瘡】
> [B] 褥瘡の治療
>
> Q3 栄養管理は褥瘡の治療に有効か？
> Answer
> 栄養管理は褥瘡の治療に有効であるので，積極的に実施する。(A I)

　一方，がん治療時の栄養管理に関しては，以下のように記載されており，口腔粘膜炎発症時，あるいはがん治療中の具体的な栄養管理方法については触れられていない。

> 成人の病態別栄養管理
> 【がん治療施行時】
> Q1 がん患者に対する栄養療法の適応は？
> Answer 1.2
> がん治療施行中には定期的に栄養状態を評価し，1 週間程度，十分な経口摂取ができない/できないと予想される，場合には積極的に栄養療法を行う。(A III)
>
> Q5 がん患者での栄養素投与量はどのように決定するか？
> Answer 5.2
> がん治療として明らかな有効性を示す栄養素は現時点では認められない。(B II)

2) 栄養管理が口腔粘膜炎に及ぼす効果

　一般的な創傷の治療に関しては，栄養療法の有効性は明らかになっているものの，がん治療に伴う口腔粘膜炎の予防や治療に対しては，免疫栄養も含めた栄養療法の有効性のエビデンスはまだ揃っていないのが現状である[2]。
　頭頸部がんの化学放射線療法において，治療前の BMI が 25 以上の患者，治療前の上腕径が 30 cm を超える患者などは重度の粘膜炎の発症頻度が低く，体重，血清アルブミン値，上腕径

I

口腔

総論

各論 1

各論 2

の減少が大きい患者は粘膜炎発症頻度が高かったと報告され，栄養介入や経口栄養剤が有効である可能性が述べられている[3]。一方，頭頸部がん放射線療法時において，栄養状態は粘膜炎の発症や重症度に有意な相関を認めなかったとする報告もある[4]。

　しかしながら，創傷治癒の過程において栄養管理は必須であり，口腔粘膜炎も広く創傷として捉えると静脈経腸栄養ガイドラインに準じて，口腔粘膜炎の治癒や改善のためにタンパク質，投与エネルギー量などに着目した栄養管理の効果が期待されること，また，口腔粘膜炎によってもたらされる経口摂取の低下・栄養障害への対策として食事支援が不可欠であること，特に，経口摂取量の減少は，体内の免疫機能の維持にも重要な役割を果たす臓器として注目されている腸管粘膜の吸収上皮を萎縮させるため，吸収上皮の萎縮防止と活性化の維持の観点からも，口腔粘膜炎発症時の全身に対する栄養管理，食事支援はがん治療上必須と考えてよい。

　口腔粘膜炎時の食事の選択として，Ackermanらは，軟らかい食品，高タンパク質食品，野菜，果物などを推奨しており，一方，避けるべき食品として，酸味の強い食品，香辛料，塩味の強い食品，硬質食品（crunchy，わが国ではせんべいなど），炭酸飲料，カフェイン飲料，アルコールなどを挙げている[5]。

　腸管が使用できる状態であれば，経口栄養を含めた経腸栄養が静脈経腸栄養ガイドラインでも推奨されており[1]，重度の口腔粘膜炎，咽頭粘膜炎などにより経口摂取できないときの栄養投与ルートとしては経静脈・経腸があるが，腸管が利用できるのならば優先して使用する。経腸栄養には，4週間未満であれば経鼻経管栄養，それ以上であれば胃瘻・腸瘻造設（PEG，PEG-J，PTEG，外科的腸瘻など）による経管栄養がある。さらに，誤嚥リスクの有無により，管先端位置や経腸栄養剤を決定する。

　静脈栄養は，中心静脈栄養と末梢静脈栄養とに分けられるが，7〜10日間程度の短期間の禁食時や低エネルギー量の投与であれば末梢静脈栄養，それ以上長期にわたると予想され，高エネルギー量を投与する必要があるときは中心静脈栄養を選択する。なお，経腸栄養などを併用し，中心静脈投与で必要エネルギー量の60％未満を補っている場合は補完的中心静脈栄養として区別される。治療経過や病状により変化する患者の状態を把握し，経口，経腸，静脈栄養を適宜組み合わせ，調整しながら栄養管理を行っていく必要がある。

■引用文献

1) 日本静脈経腸栄養学会編. 静脈経腸栄養ガイドライン 第3版. 照林社，2013. pp333-43, 352-7.
2) Grabenbauer GG, Holger G. Management of radiation and chemotherapy related acute toxicity in gastrointestinal cancer. Best Pract Res Clin Gastroenterol. 2016; 30 (4): 655-64. [PMID: 27644912]
3) Valentini V, Marazzi F, Bossola M, Miccichè F, Nardone L, Balducci M, et al. Nutritional counselling and oral nutritional supplements in head and neck cancer patients undergoing chemoradiotherapy. J Hum Nutr Diet. 2012; 25 (3): 201-8. [PMID: 22257023]
4) Vidal-Casariego A, Fernández-Natal I, Calleja-Fernández A, Parras-Padilla T, Cano-Rodríguez I, Prieto-Alonso B, et al. Nutritional, microbiological, and therapeutic factors related to mucositis in head and neck cancer patients: a cohort study. Nutr Hosp. 2015; 32 (3): 1208-13. [PMID: 26319840]
5) Ackerman D, Laszlo M, Provisor A, Yu A. Nutrition management for the head and neck cancer patient. Cancer Treat Res. 2018; 174: 187-208. [PMID: 29435843]

Q5 口腔粘膜炎の治療に，アミノ酸などの経口補充投与は有効か？

A5

口腔粘膜炎に対するアミノ酸の有効性に関しては，現時点ではエビデンスが少なく結論を出せないが，アミノ酸は創傷治癒のためのタンパク質合成に必要であり，患者の病態を把握して投与適応を判断し，総合的に栄養管理を行う。特に，頭頸部がん化学放射線療法を受ける患者に対するグルタミンの経口投与に関しては，考慮に足るエビデンスが出つつある。しかし，グルタミンの経静脈投与は再発や死亡率との相関の報告もあり，推奨されていないため，経口投与においてもこの点は考慮しなければならない。

解 説

　一般に創傷治癒の過程には，タンパク質，糖質，脂質をはじめとして各種のアミノ酸，ビタミン類，微量元素などさまざまな栄養素が関係し，必要とされる。口腔粘膜炎においても創傷としての治癒過程は同様であり，これらの栄養素がそれぞれの場面で必要になってくる可能性があると考えられる。

　円滑な創傷治癒のために，通常の栄養に加えて免疫増強作用をもつアルギニンやグルタミン，核酸，炎症反応軽減を目的としたω-3系脂肪酸などの成分を強化した栄養剤を投与する管理栄養法が注目されており，欧米では1990年代中頃に，アルギニン，核酸，ω-3系脂肪酸を強化した免疫増強栄養剤（immune-enhancing diet；IED）の大規模臨床試験が行われ，外科術後患者や外傷患者の感染症発症率を減少させ，入院期間を短縮する効果があることが報告されている[1]。

1）口腔粘膜炎に対するアミノ酸などの経口補充投与の有用性

　口腔粘膜炎に対しても，免疫栄養療法，特にグルタミンが粘膜炎の軽減に有用であるとする報告が散見される。Okadaらは，5-FU＋シスプラチンによる化学療法を受けた食道がん患者において，グルタミンを豊富に含む成分栄養製剤を投与することにより口腔粘膜炎の重症度を低下させることができたと報告している[2]。Changらは，急性リンパ芽球性白血病の小児患者で，高用量メトトレキサートでの治療時の口腔粘膜炎に対し，グルタミンを静脈投与し，口腔粘膜炎の発症率を有意に低下させたと報告している[3]。この研究では，3日間連続して高用量メトトレキサート開始後48時間以内にグルタミンを静脈投与している。Papanikolopoulouらのレビューでは，経口グルタミン投与は放射線性毒性や体重減少などに有効であり，粘膜炎への影響が示唆された[4]。Leungらも，頭頸部がん放射線療法時のグルタミン投与が有意に粘膜炎の発症率と重症度の軽減に寄与する可能性を示唆している[5]。Crowtherのメタ解析による報告でも同様に，経口グルタミン投与は粘膜炎の発症を減少させ，グルタミン静脈投与に関しても感染を制御できるとして評価しているが，グルタミン静脈投与はがんの再発率を上昇させる可能性も示唆されるとしている[6]。

アルギニンは血管拡張効果により，局所循環を改善し，創傷治癒の促進が期待できると考えられている一方で，血管作動性メディエータの一つである一酸化窒素（NO）の前駆物質であることから，重度侵襲時では病態によりアルギニン投与により炎症の助長，病態の悪化などの可能性があるため投与可否の検討を要するアミノ酸である。実際に，2016年の日本集中治療医学会作成の日本版重症患者の栄養療法ガイドライン[7]では，アルギニンを強化した免疫調整栄養剤を重症度の高い集中治療患者に対して使用しないことを弱く推奨する（2C）としている。

2) ガイドラインでの言及

2019年のMASCC/ISOO粘膜障害ガイドラインのメンバーによるシステマティックレビューでは，以下のように言及されている。

(1) 造血幹細胞移植

造血幹細胞移植を受けている患者の口腔粘膜炎予防に対する経口グルタミンの有効性に関しては，3つの無作為化比較試験と[8]~[10]，2つの非無作為化比較試験があり[11][12]，その有効性について矛盾する結果を報告している。この相関する結果から，ガイドラインなし（エビデンスレベル3）としている。

(2) 頭頸部がん化学放射線療法

経口グルタミンについては，2つの無作為化比較試験が，頭頸部がん患者における化学放射線療法による口腔粘膜炎の予防に有効であると報告している[13][14]。

- 化学放射線療法の実施期間中，1日3回の経口グルタミン摂取を10週間継続することで，口腔粘膜炎の重症度とそれに伴う疼痛が有意に軽減された[14]。
- 放射線療法の2時間前に経口グルタミン10gを投与することで，放射線療法の経過全体にわたって口腔粘膜炎の重症度と期間を有意に減少させた[13]。

以上の結果を踏まえ，ガイドラインは化学放射線療法を受けている頭頸部がん患者における，経口グルタミンの使用を提案する（エビデンスレベル2）としている。

(3) 固形がん化学療法

小児および成人患者のさまざまな固形腫瘍における小規模無作為化比較試験，コホート研究において，経口グルタミンが口腔粘膜炎の予防に有効であると報告されている[15]~[18]。しかし，グルタミン製剤と患者数にばらつきがあるため，ガイドラインなし（エビデンスレベル2）としている。

(4) グルタミンの経静脈内投与

2014年のMASCC/ISOO粘膜障害ガイドラインでは，移植時大量化学療法（全身放射線照射の有無を問わない）による口腔粘膜炎の予防のためには，グルタミンの経静脈内投与を行わないことを推奨している（エビデンスレベル2）[19]。この点は2019年のMASCC/ISOOのメンバーによるシステマティックレビューでも変更はなく，造血幹細胞移植時の口腔粘膜炎の予防のためにグルタミンを経静脈的に投与しないことを提言している[20]。理由としては，グルタミン経静脈投与によって口腔粘膜炎を予防する効果はあるとする報告もある[21][22]が，一方で，有効性はなかったという報告もあり[23]~[26]，結果が相反していること，また，グルタミン経静脈投与と再発や死亡率との相関の報告[6][25]があることによる。

結論として，口腔粘膜炎に対してグルタミン投与が有効としている報告は多いが，ガイドラ

インでは，現時点ではグルタミンの経腸的補充投与を推奨する十分なデータはないため，弱い推奨にとどまる。また，経口投与を行うにあたっては，経静脈投与におけるリスクについて考慮したうえで判断する必要がある。

3) 具体的な製剤，製品

　海外では L–グルタミン懸濁液製剤 Saforis（MGI Parma）（グルタミン 1 日量 7.5 g）が口腔粘膜炎の予防と治療に有効としている研究はある[15]が，現在は海外でも販売されておらず，理由は公開されていない。海外およびわが国でも販売されているアバンド®には，L–グルタミン 7 g，L–アルギニン 7 g が含有されている。頭頸部がん放射線療法時にアバンド®使用により，口腔粘膜炎に関連する症状が対照群に比べ軽減する報告[27]や治療中の QOL が改善する報告[28]があるが，いずれも単施設研究で症例数は多くない。成分栄養剤エレンタール®は 1 製剤（80 g，300 kcal）あたりグルタミン約 2 g を含有している。

■引用文献

1) Wernerman J. Clinical use of glutamine supplementation. J Nutr. 2008; 138 (10): 2040S-2044S. [PMID: 18806121]

2) Okada T, Nakajima Y, Nishikage T, Ryotokuji T, Miyawaki Y, Hoshino A, et al. A prospective study of nutritional supplementation for preventing oral mucositis in cancer patients receiving chemotherapy. Asia Pac J Clin Nutr. 2017; 26 (1): 42-8. [PMID: 28049260]

3) Chang YH, Yu MS, Wu KH, Hsu MC, Chiou YH, Wu HP, et al. Effectiveness of parenteral glutamine on methotrexate-induced oral mucositis in children with acute lymphoblastic leukemia. Nutr Cancer. 2017; 69 (5): 746-51. [PMID: 28569624]

4) Papanikolopoulou A, Syrigos KN, Drakoulis N. The role of glutamine supplementation in thoracic and upper aerodigestive malignancies. Nutr Cancer. 2015; 67 (2): 231-7. [PMID: 25629996]

5) Leung HW, Chan AL. Glutamine in alleviation of radiation-induced severe oral mucositis: a meta-analysis. Nutr Cancer. 2016; 68 (5): 734-42. [PMID: 27045857]

6) Crowther M. Hot topics in parenteral nutrition. A review of the use of glutamine supplementation in the nutritional support of patients undergoing bone-marrow transplantation and traditional cancer therapy. Proc Nutr Soc. 2009; 68 (3): 269-73. [PMID: 19549346]

7) 日本集中治療医学会重症患者の栄養管理ガイドライン作成委員会．日本版重症患者の栄養療法ガイドライン．日集中医誌．2016; 23: 185-281.

8) Anderson PM, Ramsay NK, Shu XO, Rydholm N, Rogosheske J, Nicklow R, et al. Effect of low-dose oral glutamine on painful stomatitis during bone marrow transplantation. Bone Marrow Transplant. 1998; 22 (4): 339-44. [PMID: 9722068]

9) Coghlin Dickson TM, Wong RM, offrin RS, Shizuru JA, Johnston LJ, Hu WW, et al. Effect of oral glutamine supplementation during bone marrow transplantation. JPEN J Parenter Enteral Nutr. 2000; 24 (2): 61-6. [PMID: 10772184]

10) Aquino VM, Harvey AR, Garvin JH, Godder KT, Nieder ML, Adams RH, et al. A double-blind randomized placebo-controlled study of oral glutamine in the prevention of mucositis in children undergoing hematopoietic stem cell transplantation: a pediatric blood and marrow transplant consortium study. Bone Marrow Transplant. 2005; 36 (7): 611-6. [PMID: 16086046]

11) Cockerham MB, Weinberger BB, Lerchie SB. Oral glutamine for the prevention of oral mucositis associated with high-dose paclitaxel and melphalan for autologous bone marrow transplantation. Ann Pharmacother. 2000; 34 (3): 300-3. [PMID: 10917373]

12) Iyama S, Sato T, Tatsumi H, Hashimoto A, Tatekoshi A, Kamihara Y, et al. Efficacy of enteral supplementation enriched with glutamine, fiber, and oligosaccharide on mucosal injury following hematopoietic stem cell transplantation. Case Rep Oncol. 2014; 7 (3): 692-9. [PMID: 25493082]

13) Chattopadhyay S, Saha A, Azam M, Mukherjee A, Sur PK. Role of oral glutamine in alleviation and

prevention of radiation-induced oral mucositis: a prospective randomized study. South Asian J Cancer. 2014; 3 (1): 8-12. [PMID: 24665438]

14) Tsujimoto T, Yamamoto Y, Wasa M, Takenaka Y, Nakahara S, Takagi T, et al. L-glutamine decreases the severity of mucositis 64. induced by chemoradiotherapy in patients with locally advanced head and neck cancer: a double-blind, randomized, placebo-controlled trial. Oncol Rep. 2015; 33 (1): 33-9. [PMID: 25351453]

15) Peterson DE, Jones JB, Petit RG 2nd. Randomized, placebo-controlled trial of Saforis for prevention and treatment of oral mucositis in breast cancer patients receiving anthracycline-based chemotherapy. Cancer. 2007; 109 (2): 322-31. [PMID: 17154160]

16) Skubitz KM, Anderson PM. Oral glutamine to prevent chemotherapy induced stomatitis: a pilot study. J Lab Clin Med. 1996; 127 (2): 223-8. [PMID: 8636652]

17) Rubio IT, Cao Y, Hutchins LF, Westbrook KC, Klimberg VS. Effect of glutamine on methotrexate efficacy and toxicity. Ann Surg. 1998; 227 (5): 772-8. [PMID: 9605669]

18) Anderson PM, Schroeder G, Skubitz KM. Oral glutamine reduces the duration and severity of stomatitis after cytotoxic cancer chemotherapy. Cancer. 1998; 83 (7): 1433-9. [PMID: 9762946]

19) Lalla RV, Bowen J, Barasch A, Elting L, Epstein J, Keefe DM, et al; Mucositis Guidelines Leadership Group of the Multinational Association of Supportive Care in Cancer and International Society of Oral Oncology (MASCC/ISOO). MASCC/ISOO clinical practice guidelines for the management of mucositis secondary to cancer therapy. Cancer. 2014; 120 (10): 1453-61. [PMID: 24615748]

20) Yarom N, Hovan A, Bossi P, Ariyawardana A, Jensen SB, Gobbo M, et al; Mucositis Study Group of the Multinational Association of Supportive Care in Cancer / International Society of Oral Oncology (MASCC/ISOO). Systematic review of natural and miscellaneous agents for the management of oral mucositis in cancer patients and clinical practice guidelines-part 1: vitamins, minerals, and nutritional supplements. Support Care Cancer. 2019; 27 (10): 3997-4010. [PMID: 31286229]

21) Piccirillo N, De Matteis S, Laurenti L, Chiusolo P, Sora F, Pittiruti M, et al. Glutamine-enriched parenteral nutrition after autologous peripheral blood stem cell transplantation: effects on immune reconstitution and mucositis. Haematologica. 2003; 88 (2): 192-200. [PMID: 12604409]

22) Blijlevens NM, Donnelly JP, Naber AH, Schattenberg AV, DePauw BE. A randomized, double-blinded, placebo-controlled, pilot study of parenteral glutamine for allogeneic stem cell transplant patients. Support Care Cancer. 2005; 13 (10): 790-6. [PMID: 16186995]

23) van Zaanen HC, van der Lelie H, Timmer JG, Fürst P, Sauerwein HP. Parenteral glutamine dipeptide supplementation does not ameliorate chemotherapy-induced toxicity. Cancer. 1994; 74 (10): 2879-84. [PMID: 7954251]

24) Schloerb PR, Skikne BS. Oral and parenteral glutamine in bone marrow transplantation: a randomized, double-blind study. JPEN J Parenter Enteral Nutr. 1999; 23 (3): 117-22. [PMID: 10338217]

25) Pytlík R1, Benes P, Patorková M, Chocenská E, Gregora E, Procházka B, et al. Standardized parenteral alanylglutamine dipeptide supplementation is not beneficial in autologous transplant patients: a randomized, double-blind, placebo controlled study. Bone Marrow Transplant. 2002; 30 (12): 953-61. [PMID: 12476290]

26) Uderzo C, Rebora P, Marrocco E, Varotto S, Cichello F, Bonetti M, et al. Glutamine-enriched nutrition does not reduce mucosal morbidity or complications after stem-cell transplantation for childhood malignancies: a prospective randomized study. Transplantation. 2011; 91 (12): 1321-5. [PMID: 21499196]

27) Yokota T, Hamauchi S, Yoshida Y, Yurikusa T, Suzuki M, Yamashita A, et al. A phase II study of HMB/Arg/Gln against oral mucositis induced by chemoradiotherapy for patients with head and neck cancer. Support Care Cancer. 2018; 26 (9): 3241-8. [PMID: 29627862]

28) Yuce Sari S, Yazici G, Yuce D, Karabulut E, Cengiz M, Ozyigit G. The effect of glutamine and arginine-enriched nutritional support on quality of life in head and neck cancer patients treated with IMRT. Clin Nutr ESPEN. 2016; 16: 30-5. [PMID: 28531452]

Q6

頭頸部がん粒子線（陽子線・重粒子線）治療による口腔粘膜炎に対して，特異的に推奨される治療はあるか？　通常の高エネルギーX線での放射線療法と比較して，口腔粘膜炎の病態や対応に違いはあるか？

A6

頭頸部がんに対する粒子線治療は，高エネルギーX線治療と同様に照射野内の粘膜炎の出現を避けることができない。しかし，高エネルギーX線治療と比較して照射される範囲が限局していることが多いため，口腔粘膜炎の出現範囲は小さい。口腔粘膜炎への対応は，通常の高エネルギーX線治療と同様に，標準的な口腔管理を継続することが推奨される。

解　説

　わが国においては，2018年4月より，口腔・咽喉頭の扁平上皮がんを除く頭頸部悪性腫瘍が陽子線・重粒子線（炭素イオン線）治療の保険適用となっており，鼻副鼻腔がん，悪性黒色腫，腺様嚢胞がんなどに用いられている。

1）重粒子線治療とは

　重粒子線治療は放射線療法の一種であるが，通常用いられている高エネルギーX線ではなく，炭素イオンという重い質量をもった粒子を光速近くまで加速して，患部に当てる治療方法である。質量のある粒子を用いるため，がん細胞の遺伝子に重篤なダメージを効率よく与えることが可能で，高エネルギーX線に抵抗性の非扁平上皮がんに対しても治療効果を発揮するとされている。また，重粒子線は任意の深さで止めることが可能であるため，がん周囲の正常組織への線量を減らし，高線量をがんに集中させることが可能である。

　頭頸部がんに対する重粒子線治療の適応は，遠隔転移や広範囲なリンパ節転移がなく，腫瘍が発生した部位にとどまっていることが必要である。そのため，重粒子線治療は高エネルギーX線治療のようにリンパ節領域への予防照射は一般的に行わず，腫瘍局所にのみ根治照射を行う。

　一般的に，口腔がんに対する高エネルギーX線照射では，7週間で70 Gy/35回が標準となる。一方，重粒子線治療では4週間で57.6〜64 Gy（RBE）/16回が標準となり，通常の高エネルギーX線治療と比較して分割回数が少ないため，短い期間で照射が終了する。

2）陽子線治療とは

　水素の原子核である陽子を加速して用いる放射線療法である。線量集中性は炭素イオン線同様に高いが，生物学的効果はX線の1.1倍であり，60〜74.8 Gy（RBE）/15〜34回で治療される。

3）粒子線による粘膜炎の特徴

　頭頸部がんに対する重粒子線治療では，高エネルギーX線治療と同様，照射野内にある粘膜に急性期有害事象である放射線性粘膜炎が出現する。しかし，重粒子線治療では腫瘍局所にのみ照射するため，照射される範囲が高エネルギーX線治療と比較して小さい傾向がある。また，陽子線や重粒子線などの粒子線治療は，高エネルギーX線治療と比較して線量集中性が高く[1]，周囲の正常組織への線量を下げることができるため，口腔粘膜炎の範囲はさらに限

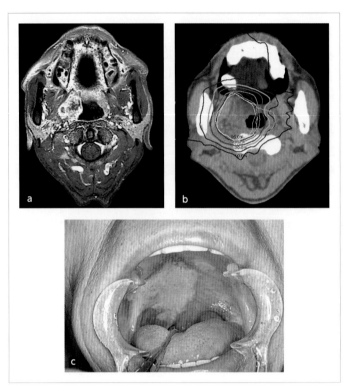

図1 頭頸部腺様嚢胞がんに対する重粒子線治療
a 腫瘍は上咽頭から中咽頭の右側壁に存在。
b 重粒子線治療（64 Gy [RBE]/16回）の線量分布図。
c 重粒子線照射終了時の口腔内所見。粘膜炎は右側軟口蓋に限局している。

局する（図1）。重粒子線治療では粘膜炎の出現範囲が限局しているため，治療中の経口摂取は食形態の変更（全粥食〜流動食）は必要となるものの通常可能であり，QOLを維持したまま治療を受けることが可能である[2]。

　重粒子線治療は通常の高エネルギーX線治療と比較して分割回数が少なく，短期間に治療が終わるため，口腔粘膜障害の期間は短くなる可能性がある。急性期粘膜炎は通常，高エネルギーX線による放射線療法では，治療開始2〜3週間目から粘膜炎が出現し，照射終了後3〜4週間目まで持続するとされている[3]。一方で，重粒子線では，開始3週間目からGrade 2の粘膜炎が出現し，照射終了時にピークとなり，照射終了2週目にはGrade 1程度まで改善するとされている[4]。

　重粒子線治療の口腔粘膜障害は，通常の高エネルギーX線治療と同様に照射野内の粘膜上皮が破壊され潰瘍を生じる。口腔粘膜炎の回復は，潰瘍周囲の上皮と隣接する基底細胞が増殖し治癒に至る。そのため，粘膜潰瘍の出現範囲に回復期間は依存する。重粒子線は高エネルギーX線と比較して，照射野が限局的であり粘膜潰瘍の出現範囲が小さいため，回復にかかる期間が短くなる。

4) 重粒子線による粘膜障害のエビデンス

放射線性粘膜炎の重症度について

Elting らは，頭頸部がんに対する放射線療法（高エネルギー X 線）において，Grade 3 の粘膜炎は 60％，Grade 4 は 6％であったと報告している[5]。さらに，口腔および中咽頭がんに対する放射線療法では，Grade 3 の粘膜炎は 76％，Grade 4 は 8％と，頭頸部領域のそのほかの部位と比較して有意に多かったと報告している。一方で，Mizoe らは，頭頸部がんに対する重粒子線治療において，Grade 3 の粘膜炎は 11％，Grade 4 は認められなかったと報告している[6]。また，口腔がんに対する重粒子線治療では，Grade 3 の粘膜炎は 58％，Grade 4 の粘膜炎は認められなかった[7]。

5) 粒子線による粘膜障害への対応

口腔粘膜炎への対応は通常の放射線療法と同様，積極的な口腔衛生管理を含む予防的な口腔ケアを行い，密な口腔内アセスメントを継続することが推奨される。そのため，治療開始前に歯科的介入を行い，粘膜障害の予防と治療に努める必要がある。

■引用文献

1) Amirul Islam M, Yanagi T, Mizoe JE, Mizuno H, Tsujii H. Comparative study of dose distribution between carbon ion radiotherapy and photon radiotherapy for head and neck tumor. Radiat Med. 2008；26（7）：415-21.［PMID：18769999］

2) 藤井万紀子，小藤昌志．重粒子線を主体とした頭頸部がん集学的治療の展望．Bio Clin. 2019；34（4）.

3) Andrew N. Davies, Joel B. Epstein. 曽我賢彦監訳．がん口腔支持療法 多職種連携によるがん患者の口腔内管理（Oral complication of cancer and its management）．永末書店，2017．p144.

4) Musha A, Saitoh J, Shirai K, Kubota Y, Shimada H, Abe T, et al. Customized mouthpieces designed to reduce tongue mucositis in carbon-ion radiotherapy for tumors of the nasal and paranasal sinuses. Physics and Imaging in Radiation Oncology. 2017；3：1-4.

5) Elting LS, Cooksley CD, Chambers MS, Garden AS. Risk, outcomes, and costs of radiationinducedoral mucositis among patients with head-and-neck malignancies. Int J Radiat Oncol Biol Phys. 2007；68（4）：1110-20.［PMID：17398022］

6) Mizoe JE, Hasegawa A, Jingu K, Takagi R, Bessyo H, Morikawa T, et al；Organizing Committee for the Working Group for Head Neck Cancer. Results of carbon ion radiotherapy for head and neck cancer. Radiother Oncol. 2012；103（1）：32-7.［PMID：22321201］

7) Ikawa H, Koto M, Hayashi K, Tonogi M, Takagi R, Nomura T, et al. Feasibility of carbon-ion radiotherapy for oral non-squamous cell carcinomas. Head Neck. 2019；41（6）：1795-803.［PMID：30676669］

Q7 移植後の慢性移植片対宿主病（GVHD）の口腔症状の治療として推奨される具体的な対応は？

A7 造血細胞移植ガイドラインに基づき，口腔内の清潔保持・粘膜の保湿・ステロイド外用薬を中心とした局所療法と，二次がんのリスクを念頭に置いた定期フォローアップが推奨されている。

解　説

1) 慢性 GVHD の口腔症状とは

　慢性移植片対宿主病（graft-versus-host disease；GVHD）の口腔症状は，慢性 GVHD を生じる患者の 45〜83% にみられ，他臓器との合併，あるいは口腔単独で障害され得る[1)2)]。慢性 GVHD の口腔症状の代表的な病態は，扁平苔癬様の粘膜の炎症所見であり，白斑周囲や内部に発赤やびらんを伴うレース状の白色病変が頬粘膜や舌，口唇粘膜に好発する（図 1，表 1）[3)4)]。

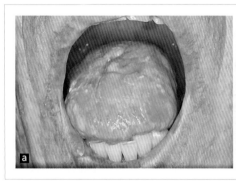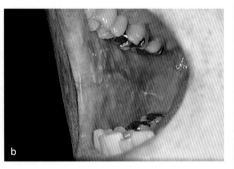

図 1　造血幹細胞移植後の慢性 GVHD の口腔症状
a　舌粘膜の白色変化，敷石状変化，口唇粘膜の白色変化
b　頬粘膜の白色変化，発赤を伴うびらん〜潰瘍形成

表 1　慢性 GVHD の口腔症状

診断的徴候（diagnostic）	特徴的徴候（distinctive）	他の徴候（other）	共通徴候（common）
扁平苔癬様変化	口腔乾燥症，粘膜萎縮，粘液嚢腫，偽膜形成，潰瘍形成	―	歯肉炎，口内炎，発赤，疼痛

文献 3)，4) より引用

表 2　慢性 GVHD 臓器別スコア：口腔

	スコア 0	スコア 1	スコア 2	スコア 3
扁平苔癬様変化の有無 □あり □なし □GVHD 以外の理由では完全に説明できない異常 （内容：　　　　　　）	無症状	軽症，経口摂取に影響なし	中等症，経口摂取が軽度障害される	高度障害，経口摂取が高度に障害される

文献 3) より引用

疼痛や口腔乾燥感，味覚障害などの自覚症状により，慢性 GVHD の口腔症状は経口摂取に支障をきたし得る（表2)[3]。

口腔に限らず慢性 GVHD の大半は移植後3カ月前後から1年半の間に発症し，3年を超えての発症は稀である。

2) 慢性 GVHD の口腔症状の治療

慢性 GVHD の治療には全身療法と局所療法がある。局所療法の適応は，慢性 GVHD が重症度分類で軽症，すなわち1〜2臓器に限局し，かつ機能障害をきたしていない場合とされるが，中等症以上で全身療法が行われていても，支持療法的な側面を踏まえ継続すべきである。

(1) 全身療法

GVHD 発症予防として，カルシニューリン阻害薬（シクロスポリン，タクロリムス）が投与される。本薬剤による維持療法中の GVHD 発症に対しては，プレドニゾロンなどのステロイドの全身投与が行われるが，用量や期間に標準的治療法はなく，症状に応じて用量の増減，投与期間が決定される。ステロイドの長期的な全身投与に伴う有害事象も多いため，減量や投与期間の短縮のためにも，GVHD の増悪因子を可能な限り取り除く点でも，以下に述べる局所療法は重要である。

(2) 局所療法

①口腔ケア（清掃）

慢性 GVHD の口腔症状の対応として口腔ケアの有用性を明確に示した報告はないが，がん薬物療法による粘膜障害への対応と同様，慢性 GVHD の口腔粘膜病変においても炎症増強や感染症の予防として口腔ケアは重要であり[5]，造血細胞移植ガイドライン[3]においても，慢性 GVHD の口腔症状の予防策として，口腔内と歯・歯肉を清潔に保つことが挙げられている。また，唾液の減少により自浄作用や再石灰化作用の低下をきたし，う蝕リスクも高まるため，日常のセルフケアだけでなく，歯科医療職による定期的な専門的ケア介入が望ましい。

また，慢性 GVHD においてはステロイドの局所あるいは全身投与が行われるため，口腔カンジダ症の発症も少なくない。専門的ケアにおいては，口腔カンジダ症の予防や診断，治療として，フルコナゾール，イトラコナゾールなどの抗真菌薬投与も考慮する。

②口腔乾燥への対応

慢性 GVHD では，リンパ球浸潤による唾液腺の破壊により，Sjögren 症候群に類似した唾液腺障害が起こる[6]。唾液腺障害による口腔乾燥では，口腔粘膜への機械的・化学的刺激の緩衝作用も低下するため，粘膜病変の保護の点でも頻回の水分補給や保湿剤の使用による保湿が重要である。ガム咀嚼などによる唾液腺刺激による分泌促進も有効である。また，ピロカルピン，セビメリンといった M3 ムスカリン作動薬による唾液分泌促進も有効だが，重篤な虚血性心疾患や気管支喘息および慢性閉塞性肺疾患を有する場合は禁忌である。

③ステロイドの外用

疼痛を伴う扁平苔癬様の口腔粘膜病変に対してはステロイド外用薬が第一選択であり，口内炎治療薬のデキサメタゾン軟膏（デキサルチン®）など，中〜高強度のステロイド外用薬が有用である[3]。デキサルチン® は1日1〜数回の患部への塗布を行う。なお，口唇粘膜へのステロイド長期使用は，非可逆性萎縮をもたらす可能性があるため避ける。広範囲の病変に対しては，

噴霧式ベクロメタゾン（サルコート®カプセル）を使用する。サルコート®カプセルは，専用の小型噴霧器を用いて1日2〜3回噴霧する。サルコートは，生検直後の使用では創部出血の可能性があり注意を要する。そのほか，デキサメタゾンエリキシル0.01％溶液やリンデロンシロップ0.01％溶液による含嗽[7]が有効である。ほか，ステロイドの溶液とタクロリムスの混合液を用いた含嗽が推奨されている[1,8]が，わが国では市販化されたタクロリムスのリンス剤がなく，現状では使用できない。

ステロイド外用薬の使用時は，カンジダなどの口腔真菌症や細菌感染症の発症リスクを上げる可能性があるため，特に長期的な使用にあたっては注意を払う。

④PUVA療法

PUVA療法とは，長波長紫外線（UVA：波長315〜400 nm）と光増強作用をもつ8-methoxypsoralenを用いた光線療法の一種であり，GVHDの皮膚病変や乾癬，アトピー性皮膚炎，皮膚悪性リンパ腫などの治療に用いられている。口腔領域では，1986年にAtkinsonらが免疫抑制療法に抵抗性の慢性GVHDの口腔症状に対してPUVA療法を試み，その有効性を報告[9]して以降，PUVA療法が局所ステロイドと同等の効果，あるいはステロイド抵抗性の口腔GVHDへの症状改善効果があるとの報告がなされている[10,11]。GVHDに対するPUVA療法の作用機序は詳細には解明されていないが，局所の炎症反応の減弱と，ドナーT細胞における抗原提示能の減弱による免疫反応の減弱に関連しているとされる。

PUVA療法の光源は全身，体表への照射用であり，口腔粘膜への照射においては物理的な制約がある。グラスファイバー製の経口アプリケーターの使用[10]や波長340〜380 nm（ピーク365 nm）の照射が可能な歯科用光重合レジン照射器を代用した方法[11]も報告されているが，現在，わが国では口腔へのPUVAに特化した光源となる医療機器はなく，また，最近の多くの歯科用光重合レジン照射器の照射波長は400 nm以上であり，代用できるものも少ない。

光増感剤の8-methoxypsoralenは従来の内服に代わり，皮膚病変では軟膏やローションなどの外用薬が用いられるようになり，口腔粘膜への外用薬の応用としてUVA照射直前に0.3％オクソラレン®軟膏を塗布する方法も報告されている[11]が，保険適用外の使用であり，また有効性と為害性の検証も十分なされていない。

わが国の現状では，口腔粘膜への照射光源（医療機器）の入手が困難であること，使用する光増感剤が保険適用外であることから，PUVA療法は慢性GVHDの口腔症状への標準的な治療ではないものの，今後，ステロイド抵抗性の慢性GVHDの口腔症状などへの有効性の検証が期待される。

⑤日常生活指導

慢性GVHDの口腔症状による粘膜病変は，がん薬物療法による口腔粘膜炎と同様に，食事などによる誘発痛が出現し得るため，熱すぎるものや酸味の強い食品，香辛料の使用を避ける。煎餅や揚げ物など硬いものは粘膜を損傷させやすいため，注意が必要である。また，粘膜病変や口腔乾燥，味覚障害など，慢性GVHDの口腔症状に関連した症状が食事摂取量に影響することもあるため，管理栄養士による栄養状態の評価や指導を受けることが望ましい。飲酒やアルコールを含む含嗽薬の使用は，口腔乾燥の増強や粘膜病変への化学的刺激から，避けたほうがよい。喫煙は発がんのリスクであることから，喫煙者には禁煙を指導する。口腔清掃に用い

郵 便 は が き

113-8790

(受取人)
東京都文京区湯島2丁目31番14号

金原出版株式会社　編集部行

|||·||··||··||⁰||||·||··||····|·|·|·|·|·|·|·|·|·|·|·|·|·|·||

フリガナ		男 ・ 女
お名前		(　　)歳
ご住所	〒　　　－	
E-mail	@	
ご職業 など	勤務医 (　　　　　　　　科)・開業医 (　　　　　　　科) 研修医・薬剤師・看護師・技師 (検査/放射線)・PT/OT/ST 企業・学生・患者さん その他 (　　　　　　　　　　　　　　　　　　　　　　)	

※このハガキにご記入頂く内容は，アンケートの収集や関連書籍のご案内を目的と
するものです。ご記入頂いた個人情報は，アンケートの分析やデータベース化する際に，
個人情報に関する機密保持契約を締結した業務委託会社に委託する場合がござい
ますが，上記目的以外では使用致しません。以上ご了承のうえご記入をお願い致します。

◆ 弊社の図書目録 (郵送) を　　□ 希望する □ 希望しない
◆ 弊社からの書籍案内 (メール) を □ 希望する □ 希望しない

金原出版　愛読者カード

本書をお買い求め頂きありがとうございます。皆さまのご意見を今後の企画・編集の資料とさせて頂きますので, 下記のアンケートにご協力ください。
ご協力頂いた方の中から抽選で図書カード1,000円分(毎月10名)を進呈致します。
なお, 当選者の発表は発送をもって代えさせて頂きます。

① 本のタイトル, 購入時期をご記入ください。

(　　　　年　　　　月購入)

② 本書をどのようにしてお知りになりましたか? (複数回答可)

- ☐ 書店・学会場で見かけて (書店・学会名: 　　　　　　　　　　　　　　)
- ☐ 知人から勧められて　☐ 病院で勧められて
- ☐ 宣伝広告・書評を見て　(紙誌名: 　　　　　　　　　　　　　　　　　)
- ☐ インターネットで　　(サイト名: 　　　　　　　　　　　　　　　　　)
- ☐ ダイレクトメールで
- ☐ その他 (　　　　　　　　　　　　　　　　　　　　　　　　　　　　)

③ 本書のどのような点に興味を持ち, お買い求め頂きましたか? (複数回答可)

- ☐ タイトル　☐ 編著者　☐ 内容　☐ 価格　☐ 表紙　☐ 誌面レイアウト
- ☐ サイズ(大きさ・厚さ)　☐ その他 (　　　　　　　　　　　　　　　)

→ お選び頂いた項目について, 何が良かったかを具体的にお聞かせください。
(　　　　　　　　　　　　　　　　　　　　　　　　　　　　　　　　　)

④ 本書の感想をお聞かせください。

- ◆ 内　容　〔満足／まあ満足／どちらともいえない／やや不満／不満〕
- ◆ 難易度　〔ちょうどよい／難しい／簡単すぎる〕
- ◆ 価　格　〔ちょうどよい／高い／安い〕
- ◆ 表　紙　〔とてもよい／まあよい／普通／よくない／どちらともいえない〕
- ◆ 誌面レイアウト〔とてもよい／まあよい／普通／よくない／どちらともいえない〕

⑤ 本書の中で役に立ったところ, 役に立たなかったところをお聞かせください。

- ◆ 役に立ったところ (　　　　　　　　　　　　　　　　　　　　　　　)
  - → その理由 (　　　　　　　　　　　　　　　　　　　　　　　　　　)
- ◆ 役に立たなかったところ (　　　　　　　　　　　　　　　　　　　　)
  - → その理由 (　　　　　　　　　　　　　　　　　　　　　　　　　　)

⑥ 注目しているテーマ, 今後読みたい・買いたいと思う書籍等がございましたらお教えください。また, 弊社へのご意見・ご要望など自由にご記入ください。

(

ご協力ありがとうございました。

る歯磨剤や洗口液中のアルコールなどの成分やフレーバーなどの添加物が誘発痛を生じる場合には，低刺激タイプのものへの変更か，使用の中止を指導する。

3) 長期フォローアップ (LTFU) の重要性

　慢性GVHDの口腔症状の予防，治療，および評価のために，移植後長期フォローアップ（long term follow up；LTFU）の必要性が指摘されている[2)5)6)]。ガイドライン[3)]においても，移植後晩期合併症のスクリーニングとして，年に1回以上の歯科受診，口腔内評価が推奨されている。GVHDを発症している場合は，歯科的評価の頻度を増やす。口腔内評価では，GVHDの有無，重症度だけでなく，う蝕や歯周炎，口腔カンジダ症などの歯科疾患の評価を行う。移植後の全身状態や日常生活への復帰状況を踏まえ，適切な歯科治療の機会を提供するためにも，地域歯科医療施設との連携も考慮する。

　また，移植後の晩期死亡原因として，二次がんは最も頻度が高く，そのなかでも日本人には口腔がんが最も多い[5)]。口腔領域の二次がんのほとんどが，発症に先行して慢性GVHDの口腔症状が認められるという報告もあり[6)]，また，旧基準で診断的徴候に含まれていた白板症も病理学的に前がん病変と考えることから，移植後の口腔粘膜病変の評価に際しては，定期的な臨床所見の観察と併せ，生検による病理組織学的評価など，発がんの可能性を念頭に置いた対応が必要である。

■引用文献

1) 日本がんサポーティブケア学会粘膜炎部会監訳．（JASCC がん支持医療ガイド翻訳シリーズ）EOCC (The European Oral Care in Cancer Group) 口腔ケアガイダンス第1版日本語版．2018.

2) Atilla E, Atilla PA, Toprak SK, Demirer T. A review of late complications of allogeneic hematopoietic stem cell transplantations. Clin Transplant. 2017；31 (10). [PMID: 28753218]

3) 平成30学会年度日本造血細胞移植学会ガイドライン委員会．造血細胞移植ガイドライン GVHD（第4版）．日本造血細胞移植学会，2018. https://www.jshct.com/uploads/files/guideline/01_02_gvhd_ver04.pdf

4) Jagasia MH, Greinix HT, Arora M, Williams KM, Wolff D, Cowen EW, et al. National Institutes of Health consensus development project on criteria for clinical trials in chronic graft-versus-host disease：I. The 2014 diagnosis and staging working group report. Biol Blood Marrow Transplant. 2015；21 (3)：389-401. e1. [PMID: 25529383]

5) 稲本賢弘．移植後長期フォローアップと慢性GVHD（総説）．日造血細胞移植会誌．2017；6 (2)：84-97.

6) 牟田毅，二木寿子，赤司浩一，中村誠司．造血細胞移植後の口腔領域合併症（総説）．日口腔内会誌．2013；19 (2)：35-47.

7) Elsaadany BA, Ahmed EM, Aghbary SMH. Efficacy and safety of topical corticosteroids for management of oral chronic graft versus host disease. Int J Dent. 2017；2017：1908768. [PMID: 28751912]

8) Mawardi H, Stevenson K, Gokani B, Soiffer R, Treister N. Combined topical dexamethasone/tacrolimus therapy for management of oral chronic GVHD. Bone Marrow Transplant. 2010；45 (6)：1062-7. [PMID: 19881552]

9) Atkinson K, Weller P, Ryman W, Biggs J. PUVA therapy for drug-resistant graft-versus-host disease. Bone Marrow Transplant. 1986；1 (2)：227-36. [PMID: 3502781]

10) Wolff D, Anders V, Corio R, Horn T, Morison WL, Farmer E, et al. Oral PUVA and topical steroids for treatment of oral manifestations of chronic graft-vs.-host disease. Photodermatol Photoimmunol Photomed. 2004；20 (4)：184-90. [PMID: 15238096]

11) 檜垣裕子，矢田佳子，安藤菜緒，川島眞，溝口秀昭．口腔粘膜慢性GVHDに対する口腔内PUVA療法の試み．臨皮．2004；58 (5)：122-4.

Ⅱ．口腔以外

Q1 がん治療に伴う粘膜炎のうち，口腔以外に起こる粘膜炎にはどのようなものがあるか？

A1 食道・胃・十二指腸・小腸・大腸・直腸・肛門といった消化管のほか，鼻腔・副鼻腔，咽頭・喉頭，気管・気管支，膀胱・尿道，腟・外陰などの粘膜にも起こる。

解 説

　ヒトには口腔以外にもさまざまな場所に粘膜があるが，化学療法・放射線療法・造血幹細胞移植によって口腔以外の粘膜にも炎症が起きることが知られている。有害事象共通用語規準（Common Terminology Criteria for Adverse Events；CTCAE）v5.0[1)2)]では，口腔以外の粘膜炎として，気管粘膜炎（tracheal mucositis），咽頭粘膜炎（pharyngeal mucositis），喉頭粘膜炎（laryngeal mucositis），食道炎（esophagitis），胃炎（gastritis），小腸粘膜炎（small intestinal mucositis），腸炎（enterocolitis），大腸炎（colitis），盲腸炎（typhlitis），直腸炎（proctitis），直腸粘膜炎（rectal mucositis），肛門粘膜炎（anal mucositis），非感染性膀胱炎（cystitis noninfective）の記載がある。がん治療中には，消化器系，呼吸器系以外にも，膀胱，尿道，腟，外陰粘膜などの泌尿器および生殖器系臓器にも粘膜炎が起こることに留意する必要がある。

　口腔粘膜炎は，潰瘍の状態や大きさを視覚的に評価することが可能であるのに対して，消化管粘膜炎，特に小腸粘膜炎などの場合には，内視鏡検査などによる直接的・視覚的・客観的な評価が侵襲を伴うため容易に行うことができず，特に重症度や治療効果判定などの評価のために定期的にそのような検査を実施することは現実的には困難である。そのため，口腔以外の粘膜炎の発現頻度や傷害された粘膜の状態，経時的な変化のモニタリングに関する情報が少なく，エビデンス構築を難しくしている。

　Fata らは，大腸がんに対して 5-FU とロイコボリンの併用療法を施行された経過中に小腸炎を発症した 6 例を報告しているが，そのうち 3 例では CT 検査にて小腸壁肥厚を呈し，2 例は開腹手術，1 例は下部消化管内視鏡検査により終末回腸にびらんと潰瘍を認め，粘膜欠損が確認されている[3)]。Dore らは，固形腫瘍に対する化学療法中にカプセル内視鏡検査により全小腸を観察し得た 20 例の検討において，20 例中 4 例に小腸潰瘍を認めたと報告している[4)]。粘膜障害の程度と下痢症の関連については明らかにされていないが，がん治療中に下痢症状や腹痛を認めた場合には，このような消化管粘膜障害が起きている可能性があり，口腔以外の粘膜炎を念頭に置いた対応が重要となる。

　また，薬物療法や放射線療法以外にも，外科治療，特に手術侵襲が原因となり発生する粘膜炎も存在する。発生部位は食道から直腸に至る消化管が多いが，膵臓などの実質臓器でも粘膜炎は発生する[5)]。臨床症状としては，消化管粘膜では，出血，潰瘍形成，狭窄，穿孔，粘膜吸収障害に伴う下痢や腹痛など，気道では，疼痛，血痰など，尿路では，疼痛，血尿などと多彩であるため，対症療法が治療の中心となる。

消化管粘膜障害の症状（下痢）

　粘膜障害の評価のうえで重要な臨床症状の一つに下痢があるが，前述のCTCAE v5.0-JCOGでは以下のように定義されている（表1）[2]。

　CTCAEでは，「水様便の排便回数」に主眼を置いた形で評価されるが，便の硬さや性状などは含まれていないことに注意が必要である。便の評価ツールとしては，便の粘度のバリエーションをもとに7つのタイプに分類するBristol-stool-chart（図1）[6]があるが，このなかでは，例えばtype 5とtype 6は下痢傾向にあるものの，loose stoolと表現されるのに対し，性状が

表1　下痢有害事象：有害事象共通用語規準 v5.0 日本語版

	Grade 1	Grade 2	Grade 3	Grade 4	Grade 5
下痢	ベースラインと比べて<4回/日の排便回数増加；ベースラインと比べて人工肛門からの排泄量が軽度に増加	ベースラインと比べて4-6回/日の排便回数増加；ベースラインと比べて人工肛門からの排泄量の中等度増加；身の回り以外の日常生活動作の制限	ベースラインと比べて7回以上/日の排便回数増加；入院を要する；ベースラインと比べて人工肛門からの排泄量の高度増加；身の回りの日常生活動作の制限	生命を脅かす；緊急処置を要する	死亡

出典：有害事象共通用語規準 v5.0 日本語訳 JCOG 版　JCOG ホームページ　http://www.jcog.jp/

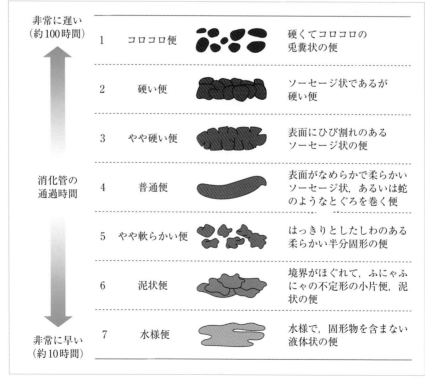

図1　Bristol-stool-chart　　　　　ユニ・チャーム（株）排泄ケアナビからの抜粋

type 7 の水様便 watery stool となった場合には「下痢」として定義される。下痢は消化管粘膜障害を反映する重要な臨床症状の一つであるため，薬物療法や放射線療法に際しては，排便回数のほかに便の硬さの程度や性状の変化などの情報も含め，丁寧に評価することが重要である。

■引用文献

1) Cancer Therapy Evaluation Program (CTEP). Common Terminology Criteria for Adverse Events (CTCAE) v5.0
2) 有害事象共通用語規準 v5.0 日本語訳 JCOG 版　JCOG ホームページ　http://www.jcog.jp/
3) Fata F, Ron IG, Kemeny N, O'Reilly E, Klimstra D, Kelsen DP. 5-fluorouracil-induced small bowel toxicity in patients with colorectal carcinoma. Cancer. 1999; 86 (7): 1129-34. [PMID: 10506695]
4) Dore MP, Pes GM, Murino A, Quarta Colosso B, Pennazio M. Short article: Small intestinal mucosal injury in patients taking chemotherapeutic agents for solid cancers. Eur J Gastroenterol Hepatol. 2017; 29 (5): 568-71. [PMID: 28350747]
5) Peterson DE, Boers-Doets CB, Bensadoun RJ, Herrstedt J; ESMO Guidelines Committee. Management of oral and gastrointestinal mucosal injury: ESMO Clinical Practice Guidelines for diagnosis, treatment, and follow-up. Ann Oncol. 2015; 26 Suppl 5: v139-51. [PMID: 26142468]
6) ユニ・チャーム株式会社. 排泄ケアナビ. http://www.carenavi.jp

Q2 口腔以外に起こる粘膜炎の発生機序はどのようなものか？

A2 治療内容や使用した薬剤によって機序が異なる。殺細胞性抗がん薬や放射線療法では直接的な細胞傷害性作用により粘膜障害が起こるのに対し，分子標的薬や免疫チェックポイント阻害薬では標的とする分子に関連した機序や腸内細菌叢の変化などの影響により粘膜障害が起きる。また，好中球減少により腸管へ炎症が波及する neutropenic enterocolitis は重篤化することが多く，注意が必要である。

解 説

　殺細胞性抗がん薬や放射線療法による口腔以外の粘膜炎の発生機序としては，口腔粘膜炎と同様に直接的な DNA 損傷やサイトカインによる炎症反応，細胞死（アポトーシス）の誘導などによって起こる。粘膜の細胞は絶えず脱落と再生を繰り返しているが，放射線により細胞の DNA にダメージが加わることで再生能力が低下する。放射線治療開始後早期には DNA 損傷の影響は現れないが，治療の後半に差し掛かると粘膜の再生が追いつかなくなり，びらん形成，粘膜欠損，潰瘍形成へと至る[1][2]。薬剤別，治療内容別の発生機序については後述する。

　Neutropenic enterocolitis とは，化学療法に起因した好中球減少が誘引となり，細菌感染に伴う炎症が広範に腸管へ波及し，発症に至る重篤な合併症であるが，その病態は十分には明らかにされていない。終末回腸および盲腸が好発部位とされ，虚血や壊死，消化管出血，穿孔といった多彩な病態を呈し，多臓器不全を惹起することがあり，高い致死率を有する[3]。1970 年に小児の急性白血病における報告以降，成人に対する化学療法でも同様の症例が報告されており，原因薬剤として，ドセタキセル，パクリタキセル，シタラビン，イダルビシン，ビノレルビン，5-FU，カペシタビン，シクロホスファミド，イホスファミド，シスプラチン，カルボプラチン，ペメトレキセドの報告がある[3]。Neutropenic enterocolitis の診断基準としては，①腋窩温で 38 度以上，②腹痛，③腹部超音波検査または CT 検査により 4 mm 以上の腸管壁肥厚が 30 mm 以上の長さで示される，といったものが提案されており，その頻度は 5.3%（266/5,058 例，95%CI：4.7-5.9%）とされている[4]。転移乳がんに対して，ビノレルビンとドセタキセルを併用した第Ⅰ相臨床試験において，14 例中 3 例で治療開始後 7〜8 日目に Grade 4 の好中球減少を伴う腹痛を認め，いずれの症例においても腹部画像検査で高度の大腸壁の肥厚が確認されたが，そのうち 2 例は敗血症により死亡している[5]。また，Fiteni らによるドセタキセルを含む化学療法を受けた 1,227 例の後ろ向き調査によると，消化器毒性を呈した 381 例において Grade 3〜4 の下痢症は 51 例（13.4%），粘膜炎は 12 例（3.1%）であり，このうち 3 例は腸炎に起因した合併症により死亡している。Grade 3〜4 の消化器毒性と関連するリスク因子は，高用量（75 mg/m^2 以上）のドセタキセル投与であったと報告されている（OR 46.2，95%CI：5.4-397.0，$p = 0.0005$）[6]。

　以上より，頻度は必ずしも高くないが，日常臨床においても化学療法により致死的な neutropenic

enterocolitis が誘発されることがあり，好中球減少を伴う腸炎を発症した場合には，その管理に注意する必要がある。

■引用文献

1) Epstein JB, Schubert MM. Oropharyngeal mucositis in cancer therapy. Review of pathogenesis, diagnosis, and management. Oncology (Williston Park). 2003; 17 (12): 1767-79; discussion 1779-82, 1791-2. [PMID: 14723014]

2) Sonis ST. The pathobiology of mucositis. Nat Rev Cancer. 2004; 4 (4): 277-84. [PMID: 15057287]

3) Rodrigues FG, Dasilva G, Wexner SD. Neutropenic enterocolitis. World J Gastroenterol. 2017; 23 (1): 42-7. [PMID: 28104979]

4) Gorschlüter M, Mey U, Strehl J, Ziske C, Schepke M, Schmidt-Wolf IG, et al. Neutropenic enterocolitis in adults: systematic analysis of evidence quality. Eur J Haematol. 2005; 75 (1): 1-13. [PMID: 15946304]

5) Ibrahim NK, Sahin AA, Dubrow RA, Lynch PM, Boehnke-Michaud L, Valero V, et al. Colitis associated with docetaxel-based chemotherapy in patients with metastatic breast cancer. Lancet. 2000; 355 (9200): 281-3. [PMID: 10675076]

6) Fiteni F, Paillard MJ, Orillard E, Lefebvre L, Nadjafizadeh S, Selmani Z, et al. Enterocolitis in patients with cancer treated with docetaxel. Anticancer Res. 2018; 38 (4): 2443-6. [PMID: 29599375]

Q3 口腔以外の粘膜炎の発現頻度はどの程度か？

A3 治療内容や使用した薬剤によって頻度は異なる。化学療法に分子標的薬を併用した場合には，化学療法単独あるいは分子標的薬単独の場合よりも粘膜炎（下痢症）の発現頻度は高くなる。また，放射線療法についても同様で，化学療法に放射線療法が加わることで粘膜炎のリスクは上昇する。

解 説

　経口フッ化ピリミジン系薬剤である S-1 を単独で使用した場合の下痢の発現頻度については，胃がん術後補助化学療法の臨床試験 ACTS-GC において，全 Grade で 43.1％，Grade 3 以上の重篤なものは 2.9％[1]，また，進行胃がんに対して S-1 とシスプラチンを併用した場合の下痢の発生は，全 Grade で 34.5％，Grade 3 以上で 4.1％と報告されている[2]。同じく経口フッ化ピリミジン系薬剤のカペシタビンを単独で使用した場合の下痢の発現頻度は，全 Grade で 36.8％，Grade 3 以上で 2.1％とされ，カペシタビンとオキサリプラチンを併用した場合には，全 Grade で 56.3％，Grade 3 以上で 3.1％と報告されている[3]。5-FU と S-1 を比較したメタアナリシスの報告によると，S-1 の Grade 3 以上の下痢発症リスクは，5-FU との比較においてオッズ比 2.52（95％CI：1.88-3.52，$p<0.00001$）とされ，5-FU よりも S-1 において重症な下痢のリスクが高かった。一方，カペシタビンに対する S-1 の Grade 3 以上の下痢発症リスクはオッズ比 1.79（95％CI：0.93-1.78，$p=0.12$）であり，両薬剤の下痢発症リスクには有意差はなかった[4]。一般的に経口薬のほうが静脈内投与される薬剤よりも下痢の発現頻度は高い傾向にあり，消化管内での直接作用が一因として挙げられる。

　マルチキナーゼ阻害薬，EGFR-TKI，mTOR 阻害薬，EGFR/HER2-TKI などの分子標的薬では，単剤でも高率に粘膜障害を引き起こす。総じて口腔粘膜炎を起こしやすい薬剤は下痢の発現頻度も高い傾向にあるが，同系統の薬剤であってもその発現頻度は異なる。例えば，ボスチニブやセリチニブでは，口腔粘膜炎の発現頻度は 5％未満であるものの，下痢の発現頻度は 70％以上と高い。一方で，mTOR 阻害薬のエベロリムスやテムシロリムスでは，下痢よりも口腔粘膜炎の発現頻度が高い。代表的な分子標的薬の副作用発現率を表 1 に示す。

　化学療法と分子標的薬を併用した場合のリスクに関しては下痢のリスクが高まるとされ，例えば，大腸がん患者を対象に FOLFIRI 単独群と FOLFIRI＋セツキシマブ群を比較した第Ⅲ相試験において，FOLFIRI 単独群で Grade 3 以上の下痢を発症した症例は 10.5％であったのに対し，FOLFIRI＋セツキシマブ群では 15.7％であったと報告されている[5]。同じく大腸がん患者で FOLFIRI 単独群と FOLFIRI＋アフリベルセプト群を比較した第Ⅲ相試験では，FOLFIRI 単独群の Grade 3 以上の下痢が 7.8％であったのに対し，FOLFIRI＋アフリベルセプト群では Grade 3 以上は 19.3％に上昇したという報告[6]や，FOLFOX4 単独群と FOLFOX4＋パニツムマブ群を比較した第Ⅲ相試験では，FOLFOX4 単独群で Grade 3 以上の下痢発現

表1 代表的な分子標的薬の副作用（口腔粘膜炎，下痢）発現率

分類	一般名	商品名	口腔粘膜炎	下痢	備考	参考文献
マルチキナーゼ阻害薬	スニチニブ	スーテント	**54.3 (3.7)**	**50.6 (6.2)**	歯肉炎28%，肛門直腸障害16.1%	12
	ソラフェニブ	ネクサバール	23	**51.4**		12
	パゾパニブ	ヴォトリエント	7.1	**54.2**		12
	レゴラフェニブ	スチバーガ	16.4	33.8		12, 13
	レンバチニブ	レンビマ	**36.8 (4.2)**	**60.9 (8.8)**		12
	バンデタニブ	カプレルサ	4.1	**46.8**		12
VEGFR阻害薬	アキシチニブ	インライタ	23.4	**64.1**		12
BCR-ABL阻害薬	イマチニブ	グリベック	7.1	**33.7**		12
	ニロチニブ	タシグナ	<1%	7.6		12
	ダサチニブ	スプリセル	1.6	17.4		12
	ボスチニブ	ボシュリフ	1.5	**76.6**		12, 14
	ポナチニブ	アイクルシグ	1	7.4		12
JAK阻害薬	ルキソリチニブ	ジャカビ	1.7	10		12
EGFR-TKI	ゲフィチニブ	イレッサ	18.9	**46.3**		12, 15
	エルロチニブ	タルセバ	9	22.8		12
	アファチニブ	ジオトリフ	**71.1 (6.3)**	**98.4 (27.3)**		12
	オシメルチニブ	タグリッソ	10.7	**36.5**		12
ALK阻害薬	クリゾチニブ	ザーコリ	3.7	**48.4**		12, 16
	セリチニブ	ジカディア	3.6	**79.4 (4.5)**		12
	アレクチニブ	アレセンサ	10.6	6.8		12
mTOR阻害薬	エベロリムス	アフィニトール	**64.2**	**34.3**		12, 17
	テムシロリムス	トーリセル	**57.3**	22		12
EGFR, HER2-TKI	ラパチニブ	タイケルブ	**35**	**73**		12
抗EGFR抗体	セツキシマブ	アービタックス	**42.4**	18.2	他剤併用	12
	パニツムマブ	ベクティビックス	10.5	2.6		12
BRAF阻害薬	ベムラフェニブ	ゼルボラフ	2.6	21.3		12
	ダブラフェニブ	タフィンラー	1.3	19.4		12
抗HER2抗体	トラスツズマブ	ハーセプチン	0.8	2.4		12
	ペルツズマブ	パージェタ	17.2	**57.7**	他剤併用	12
抗VEGF抗体	ベバシズマブ	アバスチン	11.8	9.7	他剤併用	12
VEGF阻害薬	アフリベルセプト	ザルトラップ	**46.8**	**62.7**	他剤併用	12

発現率30%以上は太字で記載しており，括弧内はGrade 3以上の発現率を示す。

が9.6％であったものが，FOLFOX4＋パニツムマブ群では19.8％に上昇したと報告されている[7]。また，HER2陽性転移乳がん患者を対象に，トラスツズマブ＋ドセタキセル群とペルツズマブ＋トラスツズマブ＋ドセタキセル群を比較した第Ⅲ相試験では，トラスツズマブ＋ドセタキセル群でGrade 3以上の下痢を発症した症例は5.1％であったのに対し，ペルツズマブ＋トラス

ツズマブ＋ドセタキセル群では9.1％と高値であった[8]。

　食道がんや肺がんなどに対して放射線療法を実施した場合に，重篤な食道粘膜炎を起こす頻度は20％程度とされている[9]。また，頭頸部領域に放射線療法を実施した場合には，50〜60％の症例において中等度以上の咽頭粘膜炎が発生する[10]。いずれの粘膜炎も粘膜刺激症状などにより食事摂取に影響する場合があり，栄養状態が不良になると，さらに重症度も高くなる可能性がある。直腸/肛門粘膜に関しては，肛門管がんの標準治療が5-FU＋併用放射線療法[11]であり，化学療法に放射線療法が加わることで60％程度の患者において重度の粘膜炎が発生するとされ，化学療法と放射線療法を併用した場合には，粘膜炎の頻度が高くなることに注意が必要である。

■引用文献

1) Sakuramoto S, Sasako M, Yamaguchi T, Kinoshita T, Fujii M, Nashimoto A, et al; ACTS-GC Group. Adjuvant chemotherapy for gastric cancer with S-1, an oral fluoropyrimidine. N Engl J Med. 2007; 357 (18): 1810-20. [PMID: 17978289]
2) Koizumi W, Narahara H, Hara T, Takagane A, Akiya T, Takagi M, et al. S-1 plus cisplatin versus S-1 alone for first-line treatment of advanced gastric cancer (SPIRITS trial): a phase Ⅲ trial. Lancet Oncol. 2008; 9 (3): 215-21. [PMID: 18282805]
3) 中外製薬株式会社. ゼローダ® 適正使用ガイド. 2019 年 3 月. pp.51-55.
4) Abdel-Rahman O, ElHalawani H, Essam-Eldin S. S-1-based regimens and the risk of oral and gastrointestinal mucosal injury: a meta-analysis with comparison to other fluoropyrimidines. Expert Opin Drug Saf. 2016; 15 (1): 5-20. [PMID: 26513339]
5) Van Cutsem E, Köhne CH, Láng I, Folprecht G, Nowacki MP, Cascinu S, et al. Cetuximab plus irinotecan, fluorouracil, and leucovorin as first-line treatment for metastatic colorectal cancer: updated analysis of overall survival according to tumor KRAS and BRAF mutation status. J Clin Oncol. 2011; 29 (15): 2011-9. [PMID: 21502544]
6) Van Cutsem E, Tabernero J, Lakomy R, Prenen H, Prausová J, Macarulla T, et al. Addition of aflibercept to fluorouracil, leucovorin, and irinotecan improves survival in a phase Ⅲ randomized trial in patients with metastatic colorectal cancer previously treated with an oxaliplatin-based regimen. J Clin Oncol. 2012; 30 (28): 3499-506. [PMID: 22949147]
7) Douillard JY, Siena S, Cassidy J, Tabernero J, Burkes R, Barugel M, et al. Randomized, phase Ⅲ trial of panitumumab with infusional fluorouracil, leucovorin, and oxaliplatin (FOLFOX4) versus FOLFOX4 alone as first-line treatment in patients with previously untreated metastatic colorectal cancer: the PRIME study. J Clin Oncol. 2010; 28 (31): 4697-705. [PMID: 20921465]
8) Swain SM, Kim SB, Cortés J, Ro J, Semiglazov V, Campone M, et al. Pertuzumab, trastuzumab, and docetaxel for HER2-positive metastatic breast cancer (CLEOPATRA study): overall survival results from a randomised, double-blind, placebo-controlled, phase 3 study. Lancet Oncol. 2013; 14 (6): 461-71. [PMID: 23602601]
9) Bera G, Pointreau Y, Denis F, Orain I, Dupuis O, Créhange G. [Normal tissue tolerance to external beam radiation therapy: esophagus]. Cancer Radiother. 2010; 14 (4-5): 327-35. [PMID: 20488743]
10) Zenda S, Matsuura K, Tachibana H, Homma A, Kirita T, Monden N, et al. Multicenter phase Ⅱ study of an opioid-based pain control program for head and neck cancer patients receiving chemoradiotherapy. Radiother Oncol. 2011; 101 (3): 410-4. [PMID: 22001102]
11) Gunderson LL, Winter KA, Ajani JA, Pedersen JE, Moughan J, Benson AB 3rd, et al. Long-term update of US GI intergroup RTOG 98-11 phase Ⅲ trial for anal carcinoma: survival, relapse, and colostomy failure with concurrent chemoradiation involving fluorouracil/mitomycin versus fluorouracil/cisplatin. J Clin Oncol. 2012; 30 (35): 4344-51. [PMID: 23150707]
12) 医薬品インタビューフォーム. http://www.pmda.go.jp/

13) Grothey A, Van Cutsem E, Sobrero A, Siena S, Falcone A, Ychou M, et al; CORRECT Study Group. Regorafenib monotherapy for previously treated metastatic colorectal cancer (CORRECT): an international, multicentre, randomised, placebo-controlled, phase 3 trial. Lancet. 2013; 381 (9863): 303-12. [PMID: 23177514]

14) Nakaseko C, Takahashi N, Ishizawa K, Kobayashi Y, Ohashi K, Nakagawa Y, et al. A phase 1/2 study of bosutinib in Japanese adults with Philadelphia chromosome-positive chronic myeloid leukemia. Int J Hematol. 2015; 101 (2): 154-64. [PMID: 25540064]

15) Maruyama R, Nishiwaki Y, Tamura T, Yamamoto N, Tsuboi M, Nakagawa K, et al. Phase III study, V-15-32, of gefitinib versus docetaxel in previously treated Japanese patients with non small cell lung cancer. J Clin Oncol. 2008; 26 (26): 4244-52. [PMID: 18779611]

16) Solomon BJ, Mok T, Kim DW, Wu YL, Nakagawa K, Mekhail T, et al; PROFILE 1014 Investigators. First-line crizotinib versus chemotherapy in ALK-positive lung cancer. N Engl J Med. 2014; 371 (23): 2167-77. [PMID: 25470694]

17) Yao JC, Shah MH, Ito T, Bohas CL, Wolin EM, Van Cutsem E, et al. RAD001 in Advanced Neuroendocrine Tumors, Third Trial (RADIANT-3) Study Group. Everolimus for advanced pancreatic neuroendocrine tumors. N Engl J Med. 2011; 364 (6): 514-23. [PMID: 21306238]

Q4 口腔以外の粘膜炎を増悪させる因子はどのようなものか？

A4 原因となる薬剤や放射線療法の継続により粘膜炎は増悪する。物理的刺激も増悪させる因子となるため，食事の内容や排便状況などにも注意が必要である。

解 説

　粘膜炎を起こした場合には，原因と考えられる薬剤や治療の継続により症状が増悪する可能性があるため，休薬などを考慮する必要がある。化学療法と放射線療法を併用した場合には，相乗効果で毒性の頻度や重症度が上がる可能性がある。腹部や骨盤部に放射線療法を行った際には，急性期有害事象として下痢症状が頻発するが，これは放射線により腸粘膜に炎症が惹起されることで腸の消化吸収能力が障害され，排便異常をきたすことによるものである。このような場合には，物理的刺激も粘膜炎悪化の要因となり，排便そのものによって肛門粘膜が脱落するなどの状況も起こる。

　また，腸粘膜に負担のかかるような刺激のある食事や，食事の際に一度に多くの量を摂取することで，小腸や大腸での消化・吸収が間に合わず，消化不良を起こし下痢が起こりやすくなるため，患者には，治療中の食事内容や摂取状況に関して注意するとともに，放射線による急性期の粘膜炎は一過性であり，粘膜上皮の再生により回復することを説明し，不安の軽減に努めることも重要である。消化の悪い食品を避け，消化のよい食品や軟らかく調理をした料理で，できるだけ食物繊維や脂肪が少ない食品を摂取することを指導する（表1）[1)2)]。粘膜炎を起こした場合には，粘膜の再生能力が低下しているが，このような場合には十分な栄養の摂取が重要となる[3)]。また，下痢をすることで食べ物や水分を控える患者がいるが，脱水の予防の観点からも，水分を十分に摂取するよう指導することも大切である。

表1　腸粘膜に影響を与える食事・食品

刺激のある食事
特に香辛料・唐辛子・にんにく・胡椒・わさび・山椒・からしは刺激のある食事といわれている。そのほか，カフェイン（コーヒー・紅茶・緑茶・ウーロン茶・栄養ドリンクに含まれる）・アルコール・チョコレート・油分が多いもの
消化の悪い食品
油分が多いもの・イカ・タコ・貝類・硬く，食物繊維の多いもの（オクラ・タケノコ・ネギ・キノコ・レンコン・ゴボウ）
消化のよい食品
粥・うどん・豆腐・煮魚・茶碗蒸し・おろしリンゴ・うらごし葉菜類

文献1)，2) より改変

■引用文献

1）西東京市役所. 消化の良い食品・消化の悪い食品. 2017. https://www.city.nishitokyo.lg.jp/kosodate/
   chiikikosodate_center/012_qanda/syokuzi.files/byoukinotokino.pdf
2）唐澤久美子, 藤本美生編. がん看護セレクション がん放射線治療. 学研メディカル秀潤社, 2012. p232.
3）Alhambra Expósito MR, Herrera-Martínez AD, Manzano García G, Espinosa Calvo M, Bueno Serrano
   CM, Gálvez Moreno MÁ. Early nutrition support therapy in patients with head-neck cancer. Nutr Hosp.
   2018; 35 (3); 505-10. [PMID: 29974754]

Q5 殺細胞性抗がん薬による下痢の発生機序はどのようなものか？

A5 薬剤による直接的な細胞障害により下痢が起こる。イリノテカンによる下痢については，急性期と遅発期とで異なる機序が考えられている。

解　説

　イリノテカン，5-FU，メトトレキサート，シクロホスファミド，タキサン系，アントラサイクリン系などの薬剤では，その細胞障害性により高頻度に腸管粘膜障害が起こる。形態学的には陰窩の短縮や平滑化，絨毛の融合などがみられ，特に小腸粘膜では顕著に現れやすい。イリノテカン，5-FU，メトトレキサートによる粘膜炎では，形態学的変化に先立ち，TNF，IL-1β，IL-6 など炎症性サイトカインが上昇すると報告されている。同様に Bcl-2 などの細胞死（アポトーシス）制御タンパクも殺細胞性抗がん薬によって影響を受ける。

　イリノテカン投与後数時間以内に発現する急性の下痢は，イリノテカンのカルバミル基がもつコリンエステラーゼ阻害作用によりアセチルコリンの分解が抑制され，ムスカリン受容体が刺激されることで腸管の蠕動運動が亢進することに起因する[1]。一方，イリノテカンによる遅発性の下痢については，タイトジャンクションの破綻や matrix metalloproteinase による結合組織の障害，caspase や p53 の活性化，PIK3/Akt 経路のダウンレギュレーションが関与するとの報告がある[2]~[5]。

■引用文献

1) Gandia D, Abigerges D, Armand JP, Chabot G, Da Costa L, De Forni M, et al. CPT-11-induced cholinergic effects in cancer patients. J Clin Oncol. 1993; 11 (1)：196-7. [PMID: 8418235]
2) Wardill HR, Bowen JM, Al-Dasooqi N, Sultani M, Bateman E, Stansborough R, et al. Irinotecan disrupts tight junction proteins within the gut：implications for chemotherapy-induced gut toxicity. Cancer Biol Ther. 2014; 15 (2)：236-44. [PMID: 24316664]
3) Ribeiro RA, Wanderley CW, Wong DV, Mota JM, Leite CA, Souza MH, et al. Irinotecan- and 5-fluorouracil-induced intestinal mucositis：insights into pathogenesis and therapeutic perspectives. Cancer Chemother Pharmacol. 2016; 78 (5)：881-93. [PMID: 27590709]
4) Mayo BJ, Stringer AM, Bowen JM, Bateman EH, Keefe DM. Irinotecan-induced mucositis: the interactions and potential role of GLP-2 analogues. Cancer Chemother Pharmacol. 2017; 79 (2)：233-49. [PMID: 27770239]
5) Logan RM, Stringer AM, Bowen JM, Gibson RJ, Sonis ST, Keefe DM. Serum levels of NFkappaB and pro-inflammatory cytokines following administration of mucotoxic drugs. Cancer Biol Ther. 2008; 7 (7)：1139-45. [PMID: 18535404]

分子標的薬による下痢の発生機序はどのようなものか？

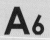

ターゲットとなる分子の違いにより機序が異なる。

解　説

　エベロリムスやテムシロリムスといった mTOR 阻害薬は，腸内細菌叢の変化や小腸絨毛の萎縮作用を有する[1]。上皮成長因子受容体（EGFR）は腸管粘膜に発現し，塩化物の分泌抑制に寄与しているが，がん治療に際して抗 EGFR 抗体薬を使用した場合には，腸管内の塩化物の分泌が亢進することで下痢が生じるとされる[2]~[4]。分子標的薬による下痢および口腔粘膜炎の発現頻度について図1に示す。イマチニブによる機序としては，腸管運動を調節する Cajal 細胞に発現する KIT の抑制のほか，直接的に粘膜細胞を刺激するという報告もある[5]。多くの薬

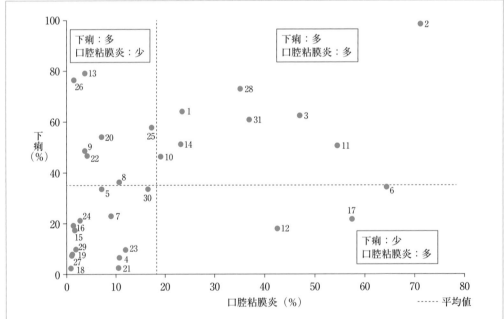

1. アキシチニブ，2. アファチニブ，3. アフリベルセプト，4. アレクチニブ，5. イマチニブ，6. エベロリムス，7. エルロチニブ，8. オシメルチニブ，9. クリゾチニブ，10. ゲフィチニブ，11. スニチニブ，12. セツキシマブ，13. セリチニブ，14. ソラフェニブ，15. ダサチニブ，16. ダブラフェニブ，17. テムシロリムス，18. トラスツズマブ，19. ニロチニブ，20. パゾパニブ，21. パニツムマブ，22. バンデタニブ，23. ベバシズマブ，24. ベムラフェニブ，25. ペルツズマブ，26. ボスチニブ，27. ポナチニブ，28. ラパチニブ，29. ルキソリチニブ，30. レゴラフェニブ，31. レンバチニブ

図1　代表的な副作用（下痢・口腔粘膜炎）の発現頻度
各薬剤の臨床データを元に作図

剤で，口腔粘膜炎は投与開始後 2 週間以内に好発し，下痢は 1 週間以内に好発するが，小腸粘膜障害は投与開始後 24〜48 時間以内に発生する。ソラフェニブにおいては，下痢の好発時期はなく，投与期間全般にわたって発症する。

Sequist らは，化学療法未治療の EGFR 遺伝子変異を有する非小細胞肺がん患者を対象としたアファチニブの国際共同第 III 相臨床試験において，下痢の発現率は 95.2％（218/229 例）であり，投与開始から 7 日以内の発現率は 62.4％（143/229 例），初回発現までの期間中央値は 5 日であったと報告している[6]。

Llovet らは，肝細胞がん患者を対象としたソラフェニブの海外第 III 相臨床試験において，下痢の発現率は 39.1％（116/297 例）であり，投与開始から 24 週までにほとんどの患者に下痢が発現したと報告している[7]。また，肝細胞がん患者を対象とした特定使用成績調査においては，下痢の発現率は 25.1％（278/1,109 例）であり，最終的な発現頻度（365 日時点）の 8 割に達するのに要した日数は 202 日であった。

ALK 融合遺伝子陽性の非小細胞肺がん患者を対象としたセリチニブの国際共同第 III 相臨床試験，国際共同第 II 相臨床試験，海外第 I 相臨床試験，国内第 I 相臨床試験の統合解析では，下痢の発現頻度は 79.4％（653/822 例）であり，投与開始から 7 日以内では 45.5％（374/822 例），初回発現までの期間中央値は 4 日であったと報告している[8]〜[14]。

■引用文献

1) Sonis ST. The pathobiology of mucositis. Nat Rev Cancer. 2004; 4 (4): 277-84. [PMID: 15057287]
2) Gandia D, Abigerges D, Armand JP, Chabot G, Da Costa L, De Forni M, et al. CPT-11-induced cholinergic effects in cancer patients. J Clin Oncol. 1993; 11 (1): 196-7. [PMID: 8418235]
3) Wardill HR, Bowen JM, Al-Dasooqi N, Sultani M, Bateman E, Stansborough R, et al. Irinotecan disrupts tight junction proteins within the gut: implications for chemotherapy-induced gut toxicity. Cancer Biol Ther. 2014; 15 (2): 236-44. [PMID: 24316664]
4) Ribeiro RA, Wanderley CW, Wong DV, Mota JM, Leite CA, Souza MH, et al. Irinotecan- and 5-fluorouracil-induced intestinal mucositis: insights into pathogenesis and therapeutic perspectives. Cancer Chemother Pharmacol. 2016; 78 (5): 881-93. [PMID: 27590709]
5) Mayo BJ, Stringer AM, Bowen JM, Bateman EH, Keefe DM. Irinotecan-induced mucositis: the interactions and potential role of GLP-2 analogues. Cancer Chemother Pharmacol. 2017; 79 (2): 233-49. [PMID: 27770239]
6) Sequist LV, Yang JC, Yamamoto N, O'Byrne K, Hirsh V, Mok T, et al. Phase III study of afatinib or cisplatin plus pemetrexed in patients with metastatic lung adenocarcinoma with EGFR mutations. J Clin Oncol. 2013; 31 (27): 3327-34. [PMID: 23816960]
7) Llovet JM, Ricci S, Mazzaferro V, Hilgard P, Gane E, Blanc JF, et al; SHARP Investigators Study Group. Sorafenib in advanced hepatocellular carcinoma. N Engl J Med. 2008; 359 (4): 378-90. [PMID: 18650514]
8) Crinò L, Ahn MJ, De Marinis F, Groen HJ, Wakelee H, Hida T, et al. Multicenter phase II study of whole-body and intracranial activity with ceritinib in patients with ALK-rearranged non-small-cell lung cancer previously treated with chemotherapy and crizotinib: results from ASCEND-2. J Clin Oncol. 2016; 34 (24): 2866-73. [PMID: 27432917]
9) Nishio M, Murakami H, Horiike A, Takahashi T, Hirai F, Suenaga N, et al. Phase I study of ceritinib (LDK378) in Japanese patients with advanced, anaplastic lymphoma kinase-rearranged non-small-cell lung cancer or other tumors. J Thorac Oncol. 2015; 10 (7): 1058-66. [PMID: 26020125]
10) Hida T, Satouchi M, Nakagawa K, Seto T, Matsumoto S, Kiura K, et al. Ceritinib in patients with advanced, crizotinib-treated, anaplastic lymphoma kinase-rearranged NSCLC: Japanese subset. Jpn J Clin Oncol. 2017; 47 (7): 618-24. [PMID: 28369553]

11）Kiura K, Imamura F, Kagamu H, Matsumoto S, Hida T, Nakagawa K, et al. Phase 3 study of ceritinib vs chemotherapy in ALK-rearranged NSCLC patients previously treated with chemotherapy and crizotinib（ASCEND-5）：Japanese subset. Jpn J Clin Oncol. 2018；48（4）：367-75.［PMID：29474558］

12）Soria JC, Tan DSW, Chiari R, Wu YL, Paz-Ares L, Wolf J, et al. First-line ceritinib versus platinum-based chemotherapy in advanced ALK-rearranged non-small-cell lung cancer（ASCEND-4）：a randomised, open-label, phase 3 study. Lancet. 2017；389（10072）：917-29.［PMID：28126333］

13）Kim DW, Mehra R, Tan DSW, Felip E, Chow LQM, Camidge DR, et al. Activity and safety of ceritinib in patients with ALK-rearranged non small cell lung cancer（ASCEND-1）：updated results from the multicentre, open-label, phase 1 trial. Lancet Oncol. 2016；17（4）：452-63.［PMID：26973324］

14）Shaw AT, Kim TM, Crinò L, Gridelli C, Kiura K, Liu G, et al. Ceritinib versus chemotherapy in patients with ALK-rearranged non-small-cell lung cancer previously given chemotherapy and crizotinib（ASCEND-5）：a randomised, controlled, open-label, phase 3 trial. Lancet Oncol. 2017；18（7）：874-86.［PMID：28602779］

Q7 免疫チェックポイント阻害薬による下痢・大腸炎の発生機序はどのようなものか？

A7 殺細胞性抗がん薬や分子標的薬とは異なり，腸管免疫システムのバランスが崩れることが原因と考えられている。薬剤ごとで腸炎の発現頻度は異なるが，重篤化することもあるため，免疫関連有害事象（irAE）に対する適切な対応が必要となる。

解 説

　免疫チェックポイント阻害薬による下痢・大腸炎には，腸管免疫システムのバランスが崩れることによる炎症性サイトカインの活性上昇が関連しているとされ，局所において炎症細胞浸潤を伴う。殺細胞性抗がん薬などによる下痢の場合には，粘膜の再生とともに症状の改善が得られるが，免疫チェックポイント阻害薬による粘膜炎の場合には，対症療法をしつつ経過観察しても症状の改善が得られず，ステロイドや免疫抑制薬（インフリキシマブ）などの導入が必要となる場合もある。免疫チェックポイント阻害薬のうち，抗CTLA-4抗体では，下痢の頻度は27～54%，大腸炎の頻度は8～22%とされており，最も多い治療中止理由の一つとなっている。さらに，1%前後の割合で腸管穿孔の合併もみられるため，注意が必要である[1]。一方で，抗PD-1抗体では，Grade 3～4の重篤な腸炎の頻度は1%以下と報告されており，抗CTLA-4抗体に比べ，腸管合併症の頻度が低いことが知られている[2]。好発時期としては，抗CTLA-4抗体による消化器症状は，投与開始から5～10週目に多いが，基本的には投与のどのタイミングでも起こり得る。さらに，投与中のみならず，最終投与から数カ月経過した後でも免疫関連腸炎を合併することがあり，注意が必要である。

　最近の報告では，NSAIDsの使用や炎症性腸疾患を合併している症例で，腸炎合併のリスクが高いとされている。

■引用文献

1) Gupta A, De Felice KM, Loftus EV Jr, Khanna S. Systematic review: colitis associated with anti-CTLA-4 therapy. Aliment Pharmacol Ther. 2015; 42 (4): 406-17. [PMID: 26079306]
2) Baxi S, Yang A, Gennarelli RL, Khan N, Wang Z, Boyce L, et al. Immune-related adverse events for anti-PD-1 and anti-PD-L1 drugs: systematic review and meta-analysis. BMJ. 2018; 360: k793. [PMID: 29540345]

総論

Q8 出血性膀胱炎の発生機序はどのようなものか？

A8 シクロホスファミドやイホスファミドの代謝物であるアクロレインによる活性酸素の発現亢進や一酸化窒素の働きによって種々の炎症性サイトカインが産生され，膀胱炎をきたすとされている。

解 説

シクロホスファミドとイホスファミドの肝代謝産物アクロレインは腎から尿中に排泄され，膀胱内で濃縮される。アクロレインは活性不飽和アルデヒドで，活性酸素の発現を亢進して尿路上皮細胞の細胞死（アポトーシス）を引き起こし，さらに活性酸素と代謝酵素の活性化により産生された一酸化窒素が尿路上皮細胞の DNA 鎖を切断し，NF-κB を核内移行させ，TNF-α や IL-11 などの炎症性サイトカインが産生される結果，膀胱粘膜の腫脹，出血，潰瘍化を呈するようになる[1]。

造血細胞移植後には，BK/JC ポリオーマウイルス，アデノウイルス，サイトメガロウイルスなどのウイルス性膀胱炎をきたす可能性がある。特に移植前にシクロホスファミドやブスルファンが投与されていた場合は，出血性膀胱炎のリスクは高くなり，17％とされている[2]。

シクロホスファミドによる出血性膀胱炎は，ALDH3A1*2 アレルのヘテロ接合性を有すると，ALDH3A1 野生型と比較して 12 倍のリスクがあると報告されている[3]。また，GSTM1 と CYP2C9 の遺伝子型は，シクロホスファミドおよびブスルファン含有レジメン施行後の造血幹細胞移植による出血性膀胱炎リスクと関連がある（ハザード比 4.8）とされている[4]。

■引用文献

1) Dechant KL, Brogden RN, Pilkington T, Faulds D. Ifosfamide/mesna. A review of its antineoplastic activity, pharmacokinetic properties and therapeutic efficacy in cancer. Drugs. 1991; 42 (3): 428-67. [PMID: 1720382]
2) Lunde LE, Dasaraju S, Cao Q, Cohn CS, Reding M, Bejanyan N, et al. Hemorrhagic cystitis after allogeneic hematopoietic cell transplantation: risk factors, graft source and survival. Bone Marrow Transplant. 2015; 50 (11): 1432-7. [PMID: 26168069]
3) Arthur RR, Shah KV, Baust SJ, Santos GW, Saral R. Association of BK viruria with hemorrhagic cystitis in recipients of bone marrow transplants. N Engl J Med. 1986; 315 (4): 230-4. [PMID: 3014334]
4) Uppugunduri CRS, Storelli F, Mlakar V, Huezo-Diaz Curtis P, Rezgui A, Théorêt Y, et al. The association of combined GSTM1 and CYP2C9 genotype status with the occurrence of hemorrhagic cystitis in pediatric patients receiving myeloablative conditioning regimen prior to allogeneic hematopoietic stem cell transplantation. Front Pharmacol. 2017; 8: 451. [PMID: 28744217]

Q9 消化管急性移植片対宿主病（GVHD）の発生機序はどのようなものか？

A9 移植前処置により体内で炎症が惹起され，移植細胞輸注後にドナーT細胞がレシピエント由来のさまざまな抗原を認識し活性化することで発症する。消化管急性GVHDにおいては，腸幹細胞やパネート細胞がドナーT細胞の標的となる。

解　説

　同種造血幹細胞移植後早期の主要な合併症の一つである急性移植片対宿主病（graft-versus-host disease；GVHD）は，移植する細胞中に含まれているドナーT細胞がレシピエント由来の抗原を認識することで活性化され，皮膚，消化管，肝臓といった標的臓器を障害することで発症する。急性GVHDのわが国における発症頻度は，移植ソースやGVHD予防法などによって大きく異なるため，一概に定めることは困難であるが，移植ソースとして骨髄と末梢血幹細胞が含まれた最近の報告では，一般的に重症とされるGradeⅡ以上の急性GVHDの発症率は31％，GradeⅢ以上の急性GVHDは8％であり，欧米における発症率よりもやや低いとされている[1]。

　急性GVHDの発症病態は，以下の3段階に分けられて理解されている。PhaseⅠでは，移植前処置によって体内で炎症が惹起され，抗原提示が活性化し，また，消化管の粘膜バリアの破綻によりエンドトキシンなどの細菌由来成分が血中に流入することで，アロ免疫反応が増強される。PhaseⅡでは，ドナーT細胞がレシピエントの抗原提示細胞によって活性化され，インターフェロンγなどを産生し，マクロファージを活性化させる。PhaseⅢでは，活性化したドナーT細胞や炎症性サイトカインによって組織障害が起こり，急性GVHDの診断に至る[2]。

　急性GVHDの消化管病変は，しばしば難治性となり，大量の下痢を生じることで患者の全身状態を著しく悪化させることが知られている。また，わが国の解析においても，消化管病変を有するGVHDは，初期治療である全身ステロイドの反応性が低いことが報告されている[3]。

　近年，急性消化管GVHDの病態形成において，腸管上皮を構成するすべての細胞を供給している腸幹細胞や，抗菌ペプチドを豊富に産生し，腸内細菌叢をコントロールしているパネート細胞がドナーT細胞の標的となることで，内皮細胞の障害や抗菌ペプチドの産生低下，および腸内細菌のバランスが崩れるdysbiosisが引き起こされることが明らかとなった[4][5]。これらの知見は，消化管急性GVHDの新たな治療標的を示しており，現在，さまざまな新規治療法の開発が進められている。

■引用文献

1) Kanda J, Brazauskas R, Hu ZH, Kuwatsuka Y, Nagafuji K, Kanamori H, et al. Graft-versus-host disease after HLA-matched sibling bone marrow or peripheral blood stem cell transplantation: comparison of North American Caucasian and Japanese populations. Biol Blood Marrow Transplant. 2016; 22 (4): 744-51. [PMID: 26762681]

2) Teshima T, Ferrara JL. Understanding the alloresponse: new approaches to graft-versus-host disease prevention. Semin Hematol. 2002; 39 (1): 15-22. [PMID: 11799525]
3) Murata M, Nakasone H, Kanda J, Nakane T, Furukawa T, Fukuda T, et al. Clinical factors predicting the response of acute graft-versus-host disease to corticosteroid therapy: an analysis from the GVHD Working Group of the Japan Society for Hematopoietic Cell Transplantation. Biol Blood Marrow Transplant. 2013; 19 (8): 1183-9. [PMID: 23676716]
4) Takashima S, Kadowaki M, Aoyama K, Koyama M, Oshima T, Tomizuka K, et al. The Wnt agonist R-spondin1 regulates systemic graft versus host disease by protecting intestinal stem cells. J Exp Med. 2011; 208 (2): 285-94. [PMID: 21282378]
5) Eriguchi Y, Takashima S, Oka H, Shimoji S, Nakamura K, Uryu H, et al. Graft-versus-host disease disrupts intestinal microbial ecology by inhibiting Paneth cell production of α-defensins. Blood. 2012; 120 (1): 223-31. [PMID: 22535662]

Q1　放射線性粘膜炎を早期発見するには？

A1　放射線性粘膜炎は照射部位の違いによりさまざまな臨床症状を呈するが，そのような症状を早期に捉え，治療に結びつけることが重要である。咽頭痛，嚥下時のつかえ感，排便状況（便の性状や排便回数の変化）や排尿状況（排尿の回数などの排尿状態の変化）など，照射部位に特異的な症状をあらかじめ告知し，変化があれば医師に告げるように患者指導することも重要である。

解　説

　放射線療法による消化器症状は，嘔気・嘔吐・食欲不振・嚥下時のつかえ感や疼痛・下痢など，尿路症状は，頻尿，排尿時間遷延，排尿困難，排尿時痛など，照射部位によってさまざまなものが起こる。放射線性粘膜炎の発症時期は，急性期有害事象として，照射後2～3週目（総線量20～30 Gy）で発症し，線量の増加とともに悪化し，照射終了後1カ月程度で消退するものと，晩期有害事象として，頻度は少ないが照射後半年～数年に発症し，難治なものがある。放射線が照射されると粘膜の細胞の再生が阻害され，血管内皮細胞の崩壊と血管浸透性の亢進によって粘膜の浮腫，炎症が起こる。特に分泌腺細胞は放射線感受性が高く，照射開始後早期から障害され腺分泌が低下する。粘液による表面の保護がなくなることで，周囲の細胞の炎症が惹起される。

　消化管の急性期有害事象では，腸粘膜の放射線曝露で炎症が惹起され，腸の消化吸収能力が障害され，排便異常をきたす。最も多い排便異常は下痢症状であるため，普段から排便の性状や回数を観察する。普段より排便回数が増えたと感じた場合には，医療者へ報告できるように指導しておく。下痢症の評価として，一般的にCTCAEが用いられ，普段と比較して<4回/日の排便回数増加が認められる場合には，Grade 1の下痢症と判断する（表1）[1]。

　放射線療法後半年から数年後に起こる晩期有害事象としては，粘膜上皮の萎縮や壁の血管障

表1　下痢有害事象：有害事象共通用語規準 v5.0 日本語版

	Grade 1	Grade 2	Grade 3	Grade 4	Grade 5
下痢	ベースラインと比べて<4回/日の排便回数増加；ベースラインと比べて人工肛門からの排泄量が軽度に増加	ベースラインと比べて4-6回/日の排便回数増加；ベースラインと比べて人工肛門からの排泄量の中等度増加；身の回り以外の日常生活動作の制限	ベースラインと比べて7回以上/日の排便回数増加；入院を要する；ベースラインと比べて人工肛門からの排泄量の高度増加；身の回りの日常生活動作の制限	生命を脅かす；緊急処置を要する	死亡

出典：有害事象共通用語規準 v5.0 日本語訳 JCOG版　JCOGホームページ　http://www.jcog.jp/

害によって起こる慢性的に持続する粘膜の浮腫・炎症, 粘膜の血管拡張に伴う腸粘膜の出血, さらに潰瘍や線維化・瘢痕化・狭窄などの症状が起こることがある。線量依存性であり, 線量が少ない対症照射で起こることは稀である。前立腺がんや子宮頸がんの根治照射などで直腸壁や膀胱壁に高線量が照射された場合には数～20％の頻度で発症する。そのため, 治療終了後半年以上経過した場合においても, 日常の排便・排尿の性状を観察することは大切で, 出血などの異常を認めた場合には医療機関（可能な限り放射線療法の担当医）に相談するよう指導する。

晩期放射線性粘膜炎の有無については, 消化管内視鏡検査や膀胱鏡検査で確認することで診断可能である。特に長期間にわたり毎日の排泄状況を医療者が直接確認することは困難であるため, 患者本人に日常での排泄状況を観察しておくように指導することが早期に晩期粘膜炎を発見するためには大変重要となる。

■引用文献

1) 有害事象共通用語規準 v5.0 日本語訳 JCOG 版　JCOG ホームページ　http://www.jcog.jp/

Q2　放射線性直腸炎にはどのような予防策が有効か？

A2　海外では，アミフォスチンの経静脈投与やスルファサラジンの経口全身投与が推奨されているが，わが国における使用は一般的ではない。

解　説

　MASCC/ISOO clinical practice guidelines for the management of mucositis secondary to cancer therapy[1]，および Management of oral and gastrointestinal mucosal injury：ESMO Clinical Practice Guidelines for diagnosis, treatment, and follow-up[2] において，放射線治療を受ける患者に対し，放射線性直腸炎の予防のため，340 mg/m^2 以上のアミフォスチンの経静脈投与がエビデンスレベル 2 で望ましい介入として推奨されている。ただし，アミフォスチンはわが国においては薬事承認されておらず，日常臨床での使用はできない。

　また，同様に上記の両ガイドラインにおいて，骨盤への放射線療法を受ける患者に対し放射線性腸炎の予防のため，スルファサラジンの経口全身投与（500 mg を 1 日 2 回）がエビデンスレベル 2 で望ましい介入として提言されている。ただし，わが国においては，適用外使用となるため，一般には用いられていない。

　一方，前立腺がんのために放射線療法を受ける患者に対し，急性放射線性直腸炎の予防のため，ミソプロストール坐剤の使用については，エビデンスレベル 1 として「行わないこと」が推奨されている。

■引用文献

1) Lalla RV, Bowen J, Barasch A, Elting L, Epstein J, Keefe DM, et al; Mucositis Guidelines Leadership Group of the Multinational Association of Supportive Care in Cancer and International Society of Oral Oncology（MASCC/ISOO）. MASCC/ISOO clinical practice guidelines for the management of mucositis secondary to cancer therapy. Cancer. 2014; 120 (10): 1453-61. [PMID: 24615748]
2) Peterson DE, Boers-Doets CB, Bensadoun RJ, Herrstedt J; ESMO Guidelines Committee. Management of oral and gastrointestinal mucosal injury：ESMO Clinical Practice Guidelines for diagnosis, treatment, and follow-up. Ann Oncol. 2015; 26 Suppl 5; v139-51. [PMID: 26142468]

Ⅱ
口腔以外

総論

各論
1

各論
2

Q3　フッ化ピリミジン系薬剤による下痢症を予測する臨床的因子はあるか？

A3　フッ化ピリミジン系薬剤による下痢症の発現頻度には人種差がある。高齢者や女性において，5-FU とイリノテカンの併用療法による下痢症が起きやすい可能性があるという報告がある。

解　説

　フッ化ピリミジン系薬剤による毒性の予測因子として，人種[1]，年齢[2]～[4]，性別[2]～[4]，および body mass index（BMI）[5][6] に関する解析が行われているが，それぞれの報告における 5-FU の投与量や併用薬，および，対象とするがん種が異なることに注意を要する。

　Stage ⅡおよびⅢの大腸がんに対する術後補助化学療法の臨床試験に登録された 3,380 例を対象として，5-FU による消化器毒性と人種差の関連について検討した結果によると，African-American における下痢の頻度は，白人と比較して有意に低いことが明らかとなった[1]。また，嘔気，嘔吐をはじめとする消化器毒性も同様の傾向であった。これは，白人における dihydropyrimidine dehydrogenase（DPD）欠損症が比較的高頻度であることと関連している可能性があるが，DPD 活性や DPD genotyping は検討されていない。切除不能進行大腸がんに対する 5-FU ＋ロイコボリンによる第Ⅲ相臨床試験における年齢，性別，クレアチニンクリアランスと非血液毒性の関連についての評価では，治療に伴う Grade 3 以上の口腔粘膜炎は，60 歳未満で 11%，60～69 歳で 26%，70 歳以上で 36% と高く，高齢は粘膜炎のリスク因子であることが明らかとなったが，下痢症においては，年齢，性別，クレアチニンクリアランスのいずれも関連を認めなかった[2]。5-FU の continuous intravenous infusion（CI）法と bolus 法とを比較した臨床試験に登録された 1,219 例を対象として，5-FU の非血液毒性と関連する臨床的因子を検討したメタアナリシスにおいて，消化器毒性（下痢症，嘔吐症，粘膜炎）と関連する臨床的な背景因子を解析したところ，年齢（60 歳以上，$p=0.01$），性別（女性，$p=0.03$），PS（0-1，$p=0.007$）が独立した予測因子であった[3]。大腸がんに対する術後補助化学療法の第Ⅲ相臨床試験に登録された 2,982 例の解析では，高齢や女性などの疫学的因子が 5-FU とイリノテカンの併用療法による下痢症と関連することが報告された[4]。

　Stage ⅡおよびⅢの直腸がんに対する術後補助化学療法の臨床試験に登録された 1,688 例を対象として，BMI と 5-FU による毒性を評価した検討によると，Grade 3～4 の下痢症の頻度は，BMI 20 kg/m^2 未満で 32.1%，20～24.9 kg/m^2 で 26.0%，25～26.9 kg/m^2 で 25.6%，27～29.9 kg/m^2 で 25.8%，30 kg/m^2 以上で 22.5% であり，BMI と 5-FU による下痢症との相関は認められなかった[5]。また，結腸がんに対する術後補助化学療法に登録された 3,759 例を対象として同様の解析が行われたが，やはり BMI と下痢症の関連は認められず，BMI は予測因子にならないと考えられた[6]。

■引用文献

1) McCollum AD, Catalano PJ, Haller DG, Mayer RJ, Macdonald JS, Benson AB 3rd, et al. Outcomes and toxicity in african-american and caucasian patients in a randomized adjuvant chemotherapy trial for colon cancer. J Natl Cancer Inst. 2002; 94 (15): 1160-7. [PMID: 12165641]

2) Zalcberg J, Kerr D, Seymour L, Palmer M. Haematological and non-haematological toxicity after 5-fluorouracil and leucovorin in patients with advanced colorectal cancer is significantly associated with gender, increasing age and cycle number. Tomudex International Study Group. Eur J Cancer. 1998; 34 (12): 1871-5. [PMID: 10023308]

3) Meta-Analysis Group In Cancer, Lévy E, Piedbois P, Buyse M, Pignon JP, Rougier P, et al. Toxicity of fluorouracil in patients with advanced colorectal cancer: effect of administration schedule and prognostic factors. J Clin Oncol. 1998; 16 (11): 3537-41. [PMID: 9817272]

4) Tejpar S, Yan P, Piessevaux H, Dietrich D, Brauchli P, Klingbiel D, et al. Clinical and pharmacogenetic determinants of 5-fluorouracyl/leucovorin/irinotecan toxicity: Results of the PETACC-3 trial. Eur J Cancer. 2018; 99: 66-77. [PMID: 29909091]

5) Meyerhardt JA, Tepper JE, Niedzwiecki D, Hollis DR, McCollum AD, Brady D, et al. Impact of body mass index on outcomes and treatment-related toxicity in patients with stage II and III rectal cancer: findings from Intergroup Trial 0114. J Clin Oncol. 2004; 22 (4): 648-57. [PMID: 14966087]

6) Meyerhardt JA, Catalano PJ, Haller DG, Mayer RJ, Benson AB 3rd, Macdonald JS, et al. Influence of body mass index on outcomes and treatment-related toxicity in patients with colon carcinoma. Cancer. 2003; 98 (3): 484-95. [PMID: 12879464]

II 口腔以外

総論

各論1

各論2

各論 1　口腔以外の粘膜炎の予防および早期診断

Q4 フッ化ピリミジン系薬剤による消化器毒性を予測するために遺伝子検査は有用か？

A4 DPD 検査は消化器毒性の予測に有用な可能性があるが，日常臨床での検査は推奨されない。

解　説

　Dihydropyrimidine dehydrogenase（DPD）の活性と 5-FU のクリアランスには相関があり，活性消失アレルを有する患者において，重度の口腔粘膜炎と好中球減少が発現することが知られている。また，Clinical Pharmacogenetics Implementation Consortium（CPIC）ガイドラインでは，DPD genotyping と 5-FU の用量についての指針が示されている[1]。このなかでは，最も確立された variants を，c.1905＋4G＞A，c.1679T＞G，c.2846A.T，c.1129-5923C＞G の 4 つとしており，これらの活性消失アレルをヘテロ接合体として有する場合を DPD intermediate metabolizer と定義し，5-FU 系薬剤投与を 50％用量より開始し，毒性もしくは血中濃度を評価しながら徐々に増量することを推奨している。また，ホモ接合体として有する場合を，DPD poor metabolizer と定義し，5-FU 系薬剤の使用を避けることを推奨している。しかし，活性消失アレルの発現頻度は，いずれの人種においても 5％未満と低く，INV14＋1G＞A は Grade 3〜4 の非血液毒性が高率に認められるものの，アジア人においてはその頻度は低く，日本人では認められない[2]。したがって，大腸がんに対する検査および治療指針を示した Pan-Asian adapted ESMO コンセンサスガイドラインにおいても，その測定は日常的には推奨されていない[3]。

　そのほか，thymidylate synthetase（TS）の発現レベルや，発現調節に関わるエンハンサー領域の遺伝子多型（TSER）と 5-FU の臨床的効果との関連も検討されているが，検証的な臨床試験は行われておらず，これらに関しても日常的な測定は推奨されていない[1,3]。

■引用文献

1) Amstutz U, Henricks LM, Offer SM, Barbarino J, Schellens JHM, Swen JJ, et al. Clinical pharmacogenetics implementation consortium（CPIC）guideline for dihydropyrimidine dehydrogenase genotype and fluoropyrimidine dosing: 2017 update. Clin Pharmacol Ther. 2018; 103（2）: 210-6. [PMID: 29152729]

2) Yamaguchi K, Arai Y, Kanda Y, Akagi K. Germline mutation of dihydropyrimidine dehydrogenese gene among a Japanese population in relation to toxicity to 5-Fluorouracil. Jpn J Cancer Res. 2001; 92（3）: 337-42. [PMID: 11267945]

3) Yoshino T, Arnold D, Taniguchi H, Pentheroudakis G, Yamazaki K, Xu RH, et al. Pan-Asian adapted ESMO consensus guidelines for the management of patients with metastatic colorectal cancer: a JSMO-ESMO initiative endorsed by CSCO, KACO, MOS, SSO and TOS. Ann Oncol. 2018;29（1）:44-70. [PMID: 29155929]

Q5 イリノテカンによる下痢症は UGT1A1 遺伝子多型により予測可能か？

A5 UGT1A1*28 または*6 のホモ接合体，または複合ヘテロ接合体においては，高用量のイリノテカンによる下痢症の発症リスクが高くなることが報告されており，UGT1A1遺伝子多型による予測は可能である。

解　説

　UGT1A1*28 または*6 のホモ接合体を有する場合や，*28 と*6 を同時にもつ複合ヘテロ接合体の場合には，SN-38 の排泄遅延により好中球減少などの有害事象リスクが高くなることが知られている[1]。この遺伝子多型には人種差があるとされ，*28 のアレル頻度は白人で約 35〜45%，日本人で 8.6〜13%，また，*6 のアレル頻度は日本人で 13〜17.7%であるが，白人では認められない[2]。

　アジア人 1,760 例を対象とした UGT1A1 遺伝子多型と下痢症の発症のリスクを検討したメタアナリシスによると，イリノテカン中-高用量群（$\geq 125 \text{ mg/m}^2$）において，*28/*28 における下痢症の発症リスクは野生型と比較して有意に高く，そのリスク比（RR）は 3.69（95%CI：2.00-6.83，$p < 0.001$）であった。一方で，低用量群の RR は 0.43（95%CI：0.11-1.74，$p < 0.001$）であり，発症リスクの増加は認められなかった[3]。

　日本人 1,312 例を対象とした UGT1A1 遺伝子多型と好中球減少および下痢症の発症リスクを検討した前向き観察研究では，*6/*6，*28/*28，*6/*28 を有する場合に，あらかじめ初回投与量が標準量である 150 mg/m^2 から 120 mg/m^2 に減量されていたが，そのような条件においても，Grade 3 以上の下痢症の発生は，野生型で 2.1%であったのに対し，ホモ接合体で 5.5%と有意に高かった（RR 2.665，$p = 0.04$）。これに対して，ヘテロ接合体での Grade 3 以上の下痢発現は 2.4%であり，野生型との間に有意差は認められなかった（RR 1.165，$p = 0.69$）[4]。イリノテカンを使用する際に，下痢症のリスクを軽減するために投与量を盲目的に減量するのではなく，UGT1A1 遺伝子多型を参考にしたうえで投与量を設定することは重要である。また，それぞれの論文の解釈にあたっては，イリノテカンの用量と論文で対象となった人種や併用薬剤の有無などにも留意する必要がある。

■引用文献

1) Minami H, Sai K, Saeki M, Saito Y, Ozawa S, Suzuki K, et al. Irinotecan pharmacokinetics/pharmacodynamics and UGT1A genetic polymorphisms in Japanese: roles of UGT1A1*6 and *28. Pharmacogenet Genomics. 2007; 17 (7): 497-504. [PMID: 17558305]

2) Sai K, Saeki M, Saito Y, Ozawa S, Katori N, Jinno H, et al. UGT1A1 haplotypes associated with reduced glucuronidation and increased serum bilirubin in irinotecan-administered Japanese patients with cancer. Clin Pharmacol Ther. 2004; 75 (6): 501-15. [PMID: 15179405]

3) Hu ZY, Yu Q, Zhao YS. Dose-dependent association between UGT1A1*28 polymorphism and irinotecan-induced diarrhoea: a meta-analysis. Eur J Cancer. 2010; 46 (10): 1856-65. [PMID: 20335017]

4) Ichikawa W, Uehara K, Minamimura K, Tanaka C, Takii Y, Miyauchi H, et al. An internally and externally validated nomogram for predicting the risk of irinotecan-induced severe neutropenia in advanced colorectal cancer patients. Br J Cancer. 2015; 112 (10): 1709-16. [PMID: 25880011]

Q6 免疫チェックポイント阻害薬による免疫関連有害事象（irAE）の診断に必要な検査はどのようなものか？

A6 ASCO ガイドラインでは，便培養検査や *Clostridium difficile* 毒素検査を推奨している。内視鏡検査は有用であるが，穿孔のリスクもあるため，消化器専門医との連携が重要である。

解　説

　現時点では早期診断につながる特異的な血清マーカーはない。免疫関連有害事象（immune-related adverse event；irAE）の可能性がある下痢を認めた場合，ASCO ガイドラインでは，一般的な血液・生化学検査に加え，TSH，ESR，CRP，便培養検査，*Clostridium difficile* 毒素検査を推奨している。緊急内視鏡検査の適応を考慮する参考値としてラクトフェリンの測定が，疾患活動性のフォローとしてカルプロテクチンの測定が有用であるとされているが，わが国において便中ラクトフェリンは臨床検査として承認されておらず，また，カルプロテクチンについても炎症性腸疾患の診断補助としての測定に限られており，注意が必要である[1]。irAE との鑑別が必要な疾患としては，細菌性腸炎，ウイルス性腸炎，*Clostridium difficile* 関連性腸炎，サイトメガロウイルス腸炎，虚血性腸炎，炎症性腸疾患，寄生虫による感染症，腫瘍由来症状としての下痢などがあり，便培養検査が参考になるが，重症例においては，早急な対応が必要なケースがあることに留意が必要である。特に 3 日以上 Grade 2 の下痢が続いた場合には，便培養検査結果を待たずにステロイド投与を検討するべきである。

　重症例においては，インフリキシマブによる治療の適応となる場合があるため，HIV，A 型肝炎，B 型肝炎，結核のスクリーニングを早めに考慮すべきである。症状が著しい場合（Grade 1 が続く場合や Grade 2 以上）には，速やかに造影 CT などの画像診断を実施することが鑑別診断・重症度判定に有用である。画像における特徴的なパターンとしては，腸管粘膜の肥厚，腸間膜血管のうっ血や腸液の貯留を認める「びまん性腸炎パターン」と，S 状結腸の既存の大腸憩室の区域における区域性かつ局在性の壁肥厚，腸間膜血管のうっ血を認める「大腸憩室症を伴う区域性腸炎パターン」などが報告されている[2]。

　また，下部消化管内視鏡検査も治療戦略を計画するうえで重要なため，早い段階で検討する必要がある。なお，内視鏡検査については，強力な下剤を用いた前処置は一般的には不要で，浣腸程度で観察可能な範囲のみを検査することが一般的である。重症例は腸壁が脆弱となっているため，内視鏡検査による穿孔のリスクがあり，検査時は慎重に実施する必要がある。施設内で事前に担当者と申し合わせなどをしておくことが望ましい。内視鏡検査による評価は，irAE としての腸炎の診断や予後予測に有用である。CTCAE Grade 3 以上の重症の下痢に加え，脱水，発熱，頻脈，血便を伴うような Grade 1～2 の下痢がみられる場合においても，下部消化管内視鏡による精査を検討すべきである。内視鏡検査にて潰瘍病変を認める場合には，ステロイド抵抗性であることが多く，早期のインフリキシマブ導入が必要となる可能性がある。免疫抑制薬に抵抗性の場合や，治療再開を検討する場合には，下部消化管内視鏡検査を繰

り返し行い，粘膜病変を直接評価することが推奨されている。

■引用文献

1) Brahmer JR, Lacchetti C, Thompson JA. Management of immune-related adverse events in patients treated with immune checkpoint inhibitor therapy: American Society of Clinical Oncology Clinical Practice Guideline Summary. J Oncol Pract. 2018; 14 (4): 247-9. [PMID: 29517954]
2) Kim KW, Ramaiya NH, Krajewski KM, Shinagare AB, Howard SA, Jagannathan JP, et al. Ipilimumab-associated colitis: CT findings. AJR Am J Roentgenol. 2013; 200 (5): W468-74. [PMID: 23718569]

イホスファミドとシクロホスファミドによる血尿に対してどのような予防策が有効か？

 メスナによる予防効果が期待できる。

解 説

　ASCO ガイドライン[1] に以下のように掲載されている。

(1) イホスファミド標準用量 (2.5 g/m²/day 未満) 投与時

　メスナ1日投与量はイホスファミド1日投与量の60％とし，イホスファミド投与時の15分前，4時間後，8時間後の3回ボーラスで投与する。イホスファミドを持続注射する場合は，メスナ投与量をイホスファミド投与量の40～100％とし，イホスファミド注射終了後12～24時間，持続投与する。

(2) イホスファミド高用量 (2.5 g/m²/day 以上) 投与時

　高用量ではイホスファミド排泄が遷延するため，頻回かつ長期間のメスナ投与が必要だが，そのレジメンは確立していない。

(3) シクロホスファミド投与時

　造血幹細胞移植時の高用量シクロホスファミド使用時には，メスナと生理食塩水による利尿，または生理食塩水による積極的利尿が推奨される。

■引用文献

1) Hensley ML, Hagerty KL, Kewalramani T, Green DM, Meropol NJ, Wasserman TH, et al. American Society of Clinical Oncology 2008 clinical practice guideline update: use of chemotherapy and radiation therapy protectants. J Clin Oncol. 2009; 27 (1): 127-45. [PMID: 19018081]

Q8　急性移植片対宿主病（GVHD）発症にはどのような予防策が有効か？

A8

カルシニューリン阻害薬と短期メトトレキサートの組み合わせが一般的に用いられる。一方，HLA 不適合移植や末梢血幹細胞移植といった GVHD のリスクが高い移植では，抗胸腺細胞グロブリン（ATG）の使用や移植後シクロホスファミド法といった，新たな GVHD 予防法が開発されている。

解　説

　移植片対宿主病（graft-versus-host disease；GVHD）発症リスクは，移植ソースや HLA 適合度などによって異なることが示されており[1]，GVHD 発症予防に使用する薬剤は，それらに応じて決定する必要がある。一般的に，GVHD のリスクが低い HLA 適合骨髄移植では，従来行われてきたカルシニューリン阻害薬と短期メトトレキサートの組み合わせが，臍帯血移植では，カルシニューリン阻害薬と短期メトトレキサートあるいはミコフェノール酸モフェチルの組み合わせが用いられる。一方，HLA 不適合移植や末梢血幹細胞移植といった GVHD のリスクが高い移植においては，新たな GVHD 予防法が開発されつつある。その一つが抗胸腺細胞グロブリン（anti-thymocyte globulin；ATG）であり，非血縁者間移植における ATG の使用の有無を比較したランダム化試験において，ATG の使用により重症急性 GVHD の発症が低下することが示された[2]。また，親子間をはじめとした HLA 半合致移植，いわゆるハプロ移植は，HLA 不適合が複数存在するため GVHD のハイリスクと考えられていたが，近年，移植後シクロホスファミド法が優れた GVHD の抑制効果を示すことが明らかとなり，わが国の多施設共同第 II 相試験においても，ほかの移植法と遜色のない急性 GVHD の抑制効果が示された[3]。

■引用文献

1) Inamoto Y, Kimura F, Kanda J, Sugita J, Ikegame K, Nakasone H, et al. Comparison of graft-versus-host disease-free, relapse-free survival according to a variety of graft sources: antithymocyte globulin and single cord blood provide favorable outcomes in some subgroups. Haematologica. 2016; 101 (12): 1592-602. [PMID: 27662017]

2) Finke J, Bethge WA, Schmoor C, Ottinger HD, Stelljes M, Zander AR, et al; ATG-Fresenius Trial Group. Standard graft-versus-host disease prophylaxis with or without anti-T-cell globulin in haematopoietic cell transplantation from matched unrelated donors: a randomised, open-label, multicentre phase 3 trial. Lancet Oncol. 2009; 10 (9): 855-64. [PMID: 19695955]

3) Sugita J, Kagaya Y, Miyamoto T, Shibasaki Y, Nagafuji K, Ota S, et al; Japan Study Group for Cell Therapy and Transplantation (JSCT). Myeloablative and reduced-intensity conditioning in HLA-haploidentical peripheral blood stem cell transplantation using post-transplant cyclophosphamide. Bone Marrow Transplant. 2019; 54 (3): 432-41. [PMID: 30087460]

急性 GVHD 発症のリスク因子はどのようなものか？

A9 急性 GVHD の発症に関与する因子として，HLA の適合度，ドナー・レシピエント間の性別，ドナーの年齢，ドナーの出産歴，移植ソースが挙げられる。

解　説

消化管 GVHD を含めた急性 GVHD 発症との関連性が報告されている因子を下記に示す。

1) HLA 適合度

急性 GVHD の発症リスクを高める因子において，HLA の不適合は最も重要であり，現在，日本骨髄バンクでは非血縁者間同種移植において，HLA クラス I（HLA-A，B，C）とクラス II（HLA-DRB1）の適合度を検索してドナー選定を進めている。わが国からの 2002 年の報告では，1,298 例の非血縁者間骨髄移植の解析において，HLA-A，B，C，DRB1 座のそれぞれの不適合により，重症急性 GVHD の発症率が有意に上昇することが示された[1]。さらに HLA の不適合のなかでも，特定の HLA の組み合わせが重症急性 GVHD の発症と関連するといった報告も認められ，その機序として特定の部位のアミノ酸置換部位が，抗原ペプチドの結合やその後の T 細胞の認識に重要な役割を果たしていることが示されている[2]。

2) ドナー・レシピエント間の性別，ドナーの年齢，ドナーの出産歴

ドナー・レシピエント間の性別の不一致が急性 GVHD の発症に関連し，特に女性ドナーから男性レシピエントへの移植の組み合わせが，最も急性 GVHD の発症リスクが高い[3]。これは女性ドナー由来の T 細胞が，男性レシピエントの体内で Y 染色由来の抗原を認識することで活性化し，GVHD の発症に関与すると考えられている。また，以前より高齢者ドナーが重症急性 GVHD 発症のリスク因子となることが報告されており[3]，わが国の再生不良性貧血に対する同種移植の報告においても，高齢者ドナーでは急性 GVHD の発症率が高く，移植後の生存率も低下することが示されている[4]。さらに，経産婦ドナーも急性 GVHD 発症のリスク因子と報告されており[5]，これは妊娠時に自身と共有しない胎児の抗原に曝露され，それにより T 細胞が感作されているためと考えられている。

3) 移植ソース

報告によってばらつきがあるものの，末梢血幹細胞では急性 GVHD の発症頻度が高いといった報告が多く，これは末梢血幹細胞において，移植片に含まれるリンパ球が多いためと考えられている。わが国においても，HLA 適合移植において末梢血幹細胞移植は骨髄移植と比較して重症急性 GVHD の頻度が高く，それにより非再発死亡が高く，生存率が低いことが示されており[6]，末梢血幹細胞移植では GVHD 予防法の工夫などが求められている。

■引用文献
1) Morishima Y, Sasazuki T, Inoko H, Juji T, Akaza T, Yamamoto K, et al. The clinical significance of

human leukocyte antigen (HLA) allele compatibility in patients receiving a marrow transplant from serologically HLA-A, HLA-B, and HLA-DR matched unrelated donors. Blood. 2002; 99 (11): 4200-6. [PMID: 12010826]

2) Kawase T, Morishima Y, Matsuo K, Kashiwase K, Inoko H, Saji H, et al. Japan Marrow Donor Program. High-risk HLA allele mismatch combinations responsible for severe acute graft-versus-host disease and implication for its molecular mechanism. Blood. 2007; 110 (7): 2235-41. [PMID: 17554059]

3) Flowers ME, Inamoto Y, Carpenter PA, Lee SJ, Kiem HP, Petersdorf EW, et al. Comparative analysis of risk factors for acute graft-versus-host disease and for chronic graft-versus-host disease according to National Institutes of Health consensus criteria. Blood. 2011; 117 (11): 3214-9. [PMID: 21263156]

4) Arai Y, Kondo T, Yamazaki H, Takenaka K, Sugita J, Kobayashi T, et al. Japan Society for Hematopoietic Cell Transplantation. Allogeneic unrelated bone marrow transplantation from older donors results in worse prognosis in recipients with aplastic anemia. Haematologica. 2016; 101 (5): 644-52. [PMID: 26858357]

5) Flowers ME, Pepe MS, Longton G, Doney KC, Monroe D, Witherspoon RP, et al. Previous donor pregnancy as a risk factor for acute graft-versus-host disease in patients with aplastic anaemia treated by allogeneic marrow transplantation. Br J Haematol. 1990; 74 (4): 492-6. [PMID: 2346728]

6) Nagafuji K, Matsuo K, Teshima T, Mori S, Sakamaki H, Hidaka M, et al. Peripheral blood stem cell versus bone marrow transplantation from HLA-identical sibling donors in patients with leukemia: a propensity score-based comparison from the Japan Society for Hematopoietic Stem Cell Transplantation registry. Int J Hematol. 2010; 91 (5): 855-64. [PMID: 20464644]

Q10　消化管急性 GVHD の診断に必要な検査はどのようなものか？

A10
下部消化管急性 GVHD の診断は臨床症状をもとに行われるが，他疾患との鑑別においては，消化管内視鏡検査での病理組織学的評価が推奨される。一方，上部消化管急性 GVHD の診断には，生検による病理組織学的証明が必須である。

解　説

　下部消化管急性 GVHD は，主に下痢などの症状をもとに臨床的に診断されるが，病変が一臓器のみの場合や他疾患との鑑別困難の場合などは，消化管内視鏡検査による病理組織学的評価が推奨される。一方，上部消化管急性 GVHD では，食思不振，悪心，嘔吐，消化不良といった症状を呈するが，その診断においては病理組織学的所見（表 1）による証明が必須である[1]。

　消化管急性 GVHD における鑑別診断としては，抗がん薬による粘膜障害，サイトメガロウイルスをはじめとしたウイルス性胃腸炎，細菌や真菌性胃腸炎，および腸管血栓性微小血管障害症（thrombotic microangiopathy；TMA）などが挙げられる。これらの疾患では，しばしば治療法が大きく異なることから正確な診断が求められるが，現時点では各種画像検査での鑑別法は確立されていない。ウイルス性胃腸炎は，臨床症状のみによる診断は困難であり，消化管内視鏡検査による生検とウイルス学的検査を組み合わせて診断する。細菌や真菌性胃腸炎については，便培養での病原体の証明が必要である。TMA についても，消化管内視鏡検査による病理組織学的診断による証明が必須である[2]。このように消化管急性 GVHD と他疾患との鑑別に関しては，消化管内視鏡検査での生検による病理組織学的診断に頼らざるを得ないのが現状である。また，下部消化管 GVHD において用いられる病理組織 Grade（表 1）[2]は，臨床症状（下痢量）とよく相関し[3]，さらにステロイド抵抗性と高い相関を示すことが報告されている[4]。

　一方，より客観的な指標による重症度判定の確立を求め，これまでに種々の GVHD 関連バイオマーカーが探索されてきた。このうち，下部消化管急性 GVHD に特異性の高いものとし

表 1　消化管急性 GVHD の病理組織 Grade

上部消化管	
アポトーシスと少数のリンパ球浸潤を認める。空胞化は目立たない。	
下部消化管	
Grade Ⅰ	空胞変性を伴うアポトーシスと少数のリンパ球浸潤
Grade Ⅱ	好中球浸潤をみる陰窩膿瘍
Grade Ⅲ	腺管脱落
Grade Ⅳ	粘膜脱落

文献 2）より改変

て，プロテオミクスの手法を用いて同定されたタンパク質である REG3α の有用性が報告され
ているが，一般化には至っていない。

■引用文献

1) Przepiorka D, Weisdorf D, Martin P, Klingemann HG, Beatty P, Hows J, et al. 1994 Consensus Conference on Acute GVHD Grading. Bone Marrow Transplant. 1995; 15 (6): 825-8. [PMID: 7581076]
2) 平成 30 学会年度日本造血細胞移植学会ガイドライン委員会. 造血細胞移植ガイドライン GVHD（第 4 版）. 日本造血細胞移植学会，2018. https://www.jshct.com/uploads/files/guideline/01_02_gvhd_ver04.pdf
3) Sale GE, Shulman HM, McDonald GB, Thomas ED. Gastrointestinal graft-versus-host disease in man. A clinicopathologic study of the rectal biopsy. Am J Surg Pathol. 1979; 3 (4): 291-9. [PMID: 44107]
4) Melson J, Jakate S, Fung H, Arai S, Keshavarzian A. Crypt loss is a marker of clinical severity of acute gastrointestinal graft-versus-host disease. Am J Hematol. 2007; 82 (10): 881-6. [PMID: 17570511]

Q1　放射線性消化管粘膜炎の際の食事でどのような点に気をつけるとよいか？

A1　大量摂取を避け，消化のよい刺激の少ない食品を摂取するなど食生活に気をつける。

解　説

　放射線性粘膜炎は照射部位により症状が異なる。頸部に照射された場合には咽喉頭粘膜炎，胸部に照射された場合には食道粘膜炎，上腹部に照射された場合には胃炎，十二指腸炎，下腹部・骨盤部位に照射された場合には小腸・大腸粘膜炎となり，それぞれの部位に沿って症状が出現する。いずれにしても，触感が軟らかい食品を選び，刺激のある食品は避け，消化のよい食品を選択して摂取するように心がける。消化のよい・悪い食品分類別の一例を表1に示す[1]。また，唐辛子などの香辛料，上部消化管が照射野に含まれる場合は，酢やレモンなどの酸類，熱いものも避ける。

　食べ物を一度にたくさん摂取することで，食道や胃粘膜への負担，小腸や大腸で行われる消化・吸収が間に合わず消化不良を起こし，下痢症状が起こりやすくなる。少量ずつ小分けに食事回数を増やすことで，1日に必要なカロリー摂取を補う。

表1　消化のよい・悪い食品分類別の一例

	消化のよい食品	消化の悪い食品
穀類	粥・うどん・パン粥	中華麺
イモ類	じゃが芋・里芋	さつま芋・こんにゃく
豆類	豆腐・高野豆腐・みそ・きな粉	油揚げ
卵	卵豆腐・卵とじ・茶碗蒸し	固ゆで卵・目玉焼き
乳製品	ヨーグルト	
魚介類	白身魚・煮魚	脂ののった魚（イワシ・サバ・サンマなど）・イカ・タコ・貝類
肉類	鶏のささみ・ひき肉	脂ののった肉（脂身）・ステーキ
野菜類	軟らかく，食物繊維の少ないもの（カブ・大根・キャベツ・人参・南瓜・カリフラワー）・うらごし葉菜類	硬く，食物繊維の多いもの（オクラ・タケノコ・ネギ・レンコン・ゴボウ）・生野菜・漬物
果物	おろしリンゴ・バナナ	柑橘系
油脂類		揚げ物
菓子類	ゼリー・ウエハース	ケーキ類・スナック菓子
飲料水	湯冷まし・麦茶	コーヒー・紅茶・緑茶（カフェインの入った飲料水）

文献1）より改変

■引用文献

1）西東京市役所．消化の良い食品・消化の悪い食品．2017．https://www.city.nishitokyo.lg.jp/kosodate/chiikikosodate_center/012_qanda/syokuzi.files/byoukinotokino.pdf

Q2 放射線性食道炎に対するケアとしてどのようなことに気をつけるとよいか？

A2 食事摂取時のつかえ感，嚥下時の疼痛などの症状に対するケアおよび食生活を中心とした日常生活に気をつける。

解 説

　放射線性食道炎は，照射される食道の範囲や部位によって症状の程度が大きく異なる。食道炎により生じる症状には，食道のつかえ感，嚥下時痛，嚥下困難，下血などがある。放射線により食道粘膜が炎症を起こし，照射開始後 2～3 週間（総線量 20～30 Gy）から食事の際のつかえ感や痛みを感じるようになる。照射開始後 3～4 週（総線量 30～40 Gy）からさらに痛みが増強し，通常の食事摂取が困難になってくる[1]が，この時期のケアの中心は食事指導が主となる（表1）。症状が出現した時点で速やかに医療者へ伝えるよう患者に指導することが重要である。経口摂取が十分できない場合には，末梢・中心静脈栄養で対処できることを伝える。放射線性食道炎の評価基準を表2に示す[2]。

表1 　放射線性食道炎の生活指導と食事指導

生活指導

- 症状出現時は様子をみずに医療者へ相談する。
- 飲酒は控える。
- 喫煙は控える。
- 食事を摂取することで痛みが強くなる場合には，粘膜保護剤を使用し，鎮痛薬を併用して痛みの軽減を図ることが可能であることを伝える。

食事指導

- 刺激のある食品，酸味の強い食品，熱すぎるものは避ける。
- よく噛み，少量ずつゆっくりと摂取する。
- 硬い食品は煮込んだりして軟らかくするなど調理方法の工夫を行う。
- 症状が強くなってきたら，食事形態を変え，半流動食やゼリー，栄養補助食品を取り入れて，1 日に必要なカロリー摂取を行う。
- 経口摂取が十分できない場合には，末梢・中心静脈栄養で対処できることを伝える。

表2 　食道炎有害事象：有害事象共通用語規準 v5.0 日本語版

	Grade 1	Grade 2	Grade 3	Grade 4	Grade 5
食道炎	症状がない；臨床所見または検査所見のみ；治療を要さない	症状がある；摂食/嚥下の変化；経口栄養補給を要する	摂食/嚥下の高度の変化；経管栄養/TPN/入院を要する	生命を脅かす；緊急の外科的処置を要する	死亡
食道痛	軽度の疼痛	中等度の疼痛；身の回り以外の日常生活動作の制限	高度の疼痛；身の回りの日常生活動作の制限	—	—

出典：有害事象共通用語規準 v5.0 日本語訳 JCOG 版　JCOG ホームページ　http://www.jcog.jp/

■引用文献
1）濱口恵子，久米恵江，祖父江由紀子，土器屋卓志編．がん放射線療法ケアガイド．中山書店，2009．pp127-8，142-4．
2）有害事象共通用語規準 v5.0 日本語訳 JCOG 版　JCOG ホームページ　http://www.jcog.jp/

Q3　放射線療法に伴う下痢症状の苦痛緩和にはどのようなケアが重要か？

A3　身体的苦痛とそれに伴う精神的苦痛を軽減することが重要である。

解　説

　下痢症状の苦痛には，肛門粘膜の痛みや腹痛などの身体的苦痛のほかに，精神的苦痛も伴うとされるが，まずは下痢症状の緩和を第一優先にケアを行うことが重要である。放射線療法に伴う下痢症状は，照射野に小腸が含まれる腹部・骨盤のリンパ節領域をターゲットとした照射野で生じやすい。例えば，子宮頸がんに対する全骨盤照射，直腸がんに対する術前骨盤照射などである。下痢症状が進むと脱水や電解質異常・栄養状態の悪化を招き，QOL も低下する。Abayomi らによるシステマティックレビューでは，放射線性腸炎を起こした症例のなかでも，特に子宮頸がん症例および若い女性において QOL 低下が有意に認められたと報告されており[1]，このような症例に対しては特に観察やケアを注意深く行う。

下痢症状の緩和・軽減の方法

　症状が出現したら早期に症状緩和を図る。症状体験は患者の主観的なものであるため，どのような状態になったら医療者へ伝えるとよいかを事前に患者に指導しておく。放射線療法を開始して 2〜3 週間経過した頃（総線量 20〜30 Gy）に下痢症状を自覚することが多いため，発現時期についても事前に指導しておく。従来の排便状態と比較して便が軟らかい，頻便（1 日 4回以上）の場合には医療者に知らせる。下痢の評価では，有害事象共通用語規準 CTCAE v5.0日本語版訳 JCOG 版での下痢重症度評価（125 頁，各論 1 Q1 の表 1 参照）を基準のツールとして評価基準を統一しておく。

(1) アセスメント方法

1. CTCAE v5.0 日本語版訳 JCOG 版を使用して，下痢症状の重症度評価を行う。
2. 下痢の原因を分析する（放射線療法によるものか否か）。
3. 随伴症状の有無を確認する（腹痛・肛門痛・倦怠感・食欲不振など）。
4. 食事摂取状況の観察を行う。
5. 電解質異常の有無を把握する。
6. 栄養状態の評価を行う。
7. 患者の精神的苦痛の状況を把握する。

(2) 看護ケア
①食事療法

　消化のよいものを摂取する。一度に多く摂取すると粘膜への負担になるため，少量ずつ小分けに摂取するように指導する（140 頁，各論 2 Q1 の表 1 参照）。

表1 止痢薬の種類

抗コリン薬	・ロートエキス ・ブチルスコポラミン（ブスコパン） ・メペンゾラート（トランコロン）	・コリン作動性の下痢に対して有効。 ・緑内障・前立腺肥大に対して禁忌。
収斂薬	・タンニン酸アルブミン（タンナルビン） ・次硝酸ビスマス ・次没食子酸ビスマス（デルマトール） ・沈降炭酸カルシウム	・腸粘膜表面で分泌液などのタンパク質と結合して生じた不溶性の沈殿物が被膜を形成して粘膜を保護し，炎症の消退・粘膜の刺激を緩和する。 ・タンニン酸アルブミンとロペラミドとの併用は，経口鉄剤の吸収を阻害するとされ，併用は効果を減弱させる。
吸着薬	・天然ケイ酸アルミニウム（アドソルビン） ・水酸化アルミニウムゲル（アルミゲル） ・カルメロース製剤（バルコーゼ）	・有害物質，微生物，過剰の水分・ガス，粘液などを吸着して排除する作用をもつ。 ・酵素やビタミン・ミネラルなども吸着するため長期使用は注意。
アヘンアルカロイド関連薬剤	・ロペラミド（ロペミン） ・コデイン ・モルヒネ	・抗分泌作用のほか，腸管の蠕動運動により腸内容通過の遅延が生じて腸粘膜との接触時間が長くなり，水や電解質の吸収が増加して止痢作用を発揮する。
整腸薬	・ビフィズス菌製剤（ラックビー微粒Nなど） ・酪酸菌製剤（ミヤBMなど） ・有胞子性乳酸菌（ビオフェルミン）	・腸内で糖を分解して乳酸を発生させてpHを下げ，有害菌の侵入・増殖を抑制し，腸内異常発酵を防止する。 ・イリノテカンの投与前後は使用しない。
防腐剤	・ベルベリン（フェロベリン）	・腸内細菌，防腐発酵の抑制，腸蠕動抑制作用を示す。
漢方製剤	・半夏瀉心湯	・イリノテカンの活性代謝物生成に関与するβ-グルクロニダーゼ阻害作用をもつ。 ・イリノテカン投与3日前からの投与が推奨されている。
	・柴苓湯	・急性胃腸炎，水瀉性下痢に有効。 ・カンゾウ配合のため血清カリウム値の低下に注意する。
	・五苓散	・急性胃腸炎，水瀉性下痢に有効。

小林国彦. 下痢対策. 癌と化療. 2003；30（6）：765-71／井上幹夫. 便秘・下痢の治療. 臨消内科. 1986；1（11）：1427. を参考に作成

②適切な止痢薬・整腸薬の使用および指導（表1）

止痢薬を使用する場合には，放射線性粘膜炎による下痢か否かを判断したうえで，適切な止痢薬を選択する。

③輸液療法

経口摂取が困難な場合は，脱水予防のために十分な水分補給と，電解質の是正の意味で輸液療法を検討する。IN/OUT バランスを観察し，輸液の管理を行う。

④心身の安静保持

不安やストレスは自律神経を刺激して下痢を悪化されるおそれがあるため，症状や対処方法について，あらかじめ説明しておく。心身の安静を保持する手段として「リラクセーション」が挙げられる。広辞苑によると，リラクセーションは「心身の緊張をときほぐすこと，リラッ

クスすること」とされており[2]，漸進的筋弛緩法など，いわゆる「筋肉の緊張状態を体系的に弛緩される方法」という狭義の定義のほか，より一般的なヨガやアロマテラピー，音楽療法も含めて広くリラクセーションとする場合が多い。リラクセーションは，がん治療に伴う治療関連症状の改善に有効な手段であり，消化器症状として短期的な悪心の改善効果を認めたという報告もある[3)4)]。しかし，研究の質が低いという指摘もあり，今後，長期的な効果をより客観的に検証する大規模臨床研究が必要とされている。ちなみに，リラクセーションによる下痢に対する緩和のシステマティックレビューの報告はない[5]。発症時には我慢せず速やかに医療者に伝えることを説明する。通院患者は受診ができる環境を整える。

⑤腹部の温罨法

腹部を保温すると，血管拡張・血液循環の改善，細胞の新陳代謝を促す。消化管の平滑筋の緊張をやわらげ，蠕動運動を亢進させることで，腹部膨満感の軽減につなげ，腹痛の緩和になる。鎮静やリラクセーション効果もあるとされる[6]。下痢に伴う腹痛の症状緩和には有効と考えられるが，下痢を緩和させる方法としては推奨されない。

⑥肛門周囲の清潔保持

肛門管や肛門が照射野に含まれる場合（腟や肛門管に病変が及んでいる場合）には，肛門炎や肛門周囲炎を併発することがある。肛門周囲の皮膚炎があり，特に便失禁がある場合は，微温湯を使い肛門周囲の清潔を保つように努める。温水洗浄便座（ウォシュレットなど）での洗浄は水圧を下げて刺激にならないように行うよう指導する。排便後には，肛門部・周囲の皮膚を擦らないようにおさえ拭きを指導する。摩擦防止の意味では，軟らかいトイレットペーパーを使用する。皮膚の保湿をすることでバリア機能の低下を防ぐ。肛門周囲の保湿（サリチル酸ワセリンやジメチルイソプロピルアズレン）を塗布することで皮膜をつくり，皮膚を保護する。

⑦精神的苦痛の軽減

下痢を伴う患者は，腹痛や頻回にトイレに行かなければならないことで社会生活に影響を及ぼす。下痢症状の悪化は，患者の自己効力感の低下や治療に対するモチベーションの低下を招く可能性がある。外出時には，一時的におむつやパッド，介護用下着の着用を推奨し，不安の軽減に努める。また，下痢症状が病状の悪化により起こっていると思い込む患者もいるため，急性期に起こる下痢は一時的な症状で，治療後徐々に症状は軽快することを説明する。

■引用文献

1) Abayomi J, Kirwan J, Hackett A. The prevalence of chronic radiation enteritis following radiotherapy for cervical or endometrial cancer and its impact on quality of life. Eur J Oncol Nurs. 2009; 13 (4): 262-7. [PMID: 19640788]
2) 新村出編. 広辞苑 第6版. 岩波書店, 2008.
3) Fellowes D, Barnes K, Wilkinson S. Aromatherapy and massage for symptom relief in patients with cancer. Cochrane Database Syst Rev. 2004; (2): CD002287. [PMID: 15106172]
4) Wilkinson S, Barnes K, Storey L. Massage for symptom relief in patients with cancer: systematic review. J Adv Nurs. 2008; 63 (5): 430-9. [PMID: 18727744]
5) 特定非営利活動法人 日本緩和医療学会 緩和医療ガイドライン委員会編. がんの補完代替療法クリニカル・エビデンス 2016年版. 金原出版, 2016. pp82-90.
6) 株式会社クイック. 看護roo!. いまさら聞けない！ナースの常識 罨法. 2014. https://www.kango-roo.com/sn/a/view/737

各論2 口腔以外の粘膜炎の治療

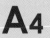 **Q4** 晩期放射線性直腸炎に対して高気圧酸素療法は推奨されるか？

A4 高気圧酸素療法は治療選択肢の一つとして推奨される。

解　説

　MASCC/ISOO clinical practice guidelines for the management of mucositis secondary to cancer therapy[1] および，Management of oral and gastrointestinal mucosal injury：ESMO Clinical Practice Guidelines for diagnosis, treatment, and follow-up[2] において，固形腫瘍に対する放射線療法によって生じた晩期放射線性直腸炎に対して，高気圧酸素療法がエビデンスレベル4で望ましい介入として提言されている。また，2019年にアップデートされたMASCC/ISOO ガイドライン[3] においても，高気圧酸素療法に関する2つの臨床研究[4,5] が紹介されており，いずれも晩期放射線性直腸炎に対する有用性について支持する内容となっている。

■引用文献

1) Lalla RV, Bowen J, Barasch A, Elting L, Epstein J, Keefe DM, et al. Mucositis Guidelines Leadership Group of the Multinational Association of Supportive Care in Cancer and International Society of Oral Oncology（MASCC/ISOO）. MASCC/ISOO clinical practice guidelines for the management of mucositis secondary to cancer therapy. Cancer. 2014; 120（10）: 1453-61.［PMID: 24615748］
2) Peterson DE, Boers-Doets CB, Bensadoun RJ, Herrstedt J; ESMO Guidelines Committee. Management of oral and gastrointestinal mucosal injury：ESMO Clinical Practice Guidelines for diagnosis, treatment, and follow-up. Ann Oncol. 2015; 26 Suppl 5: v139-51.［PMID: 26142468］
3) Bowen JM, Gibson RJ, Coller JK, Blijlevens N, Bossi P, Al-Dasooqi N, et al; Mucositis Study Group of the Multinational Association of Supportive Care in Cancer/International Society of Oral Oncology（MASCC/ISOO）. Systematic review of agents for the management of cancer treatment-related gastrointestinal mucositis and clinical practice guidelines. Support Care Cancer. 2019; 27（10）: 4011-22.［PMID: 31286233］
4) Glover M, Smerdon GR, Andreyev HJ, Benton BE, Bothma P, Firth O, et al. Hyperbaric oxygen for patients with chronic bowel dysfunction after pelvic radiotherapy（HOT2）: a randomised, double-blind, sham-controlled phase 3 trial. Lancet Oncol. 2016; 17（2）: 224-33.［PMID: 26703894］
5) Tahir AR, Westhuyzen J, Dass J, Collins MK, Webb R, Hewitt S, et al. Hyperbaric oxygen therapy for chronic radiation-induced tissue injuries：Australasia's largest study. Asia Pac J Clin Oncol. 2015; 11（1）: 68-77.［PMID: 25382755］

Q5 晩期放射線性直腸炎に対してスクラルファート注腸は推奨されるか？

A5 出血を伴う晩期放射線性直腸炎の治療にスクラルファート注腸は推奨される。

解　説

　MASCC/ISOO clinical practice guidelines for the management of mucositis secondary to cancer therapy[1]，および Management of oral and gastrointestinal mucosal injury：ESMO Clinical Practice Guidelines for diagnosis, treatment, and follow-up[2] において，出血を伴う晩期放射線性直腸炎に対してスクラルファート（sucralfate）注腸がエビデンスレベル3で望ましい介入として提言されている。

　なお，これらのガイドラインにおいては，固形腫瘍に対する放射線療法あるいは化学放射線療法によって生じた消化管粘膜障害に対して，スクラルファート（sucralfate）の経口全身投与は，エビデンスレベル1で介入として行わないことが推奨されている。

■引用文献

1) Lalla RV, Bowen J, Barasch A, Elting L, Epstein J, Keefe DM, et al. Mucositis Guidelines Leadership Group of the Multinational Association of Supportive Care in Cancer and International Society of Oral Oncology（MASCC/ISOO）. MASCC/ISOO clinical practice guidelines for the management of mucositis secondary to cancer therapy. Cancer. 2014; 120 (10): 1453-61. [PMID: 24615748]
2) Peterson DE, Boers-Doets CB, Bensadoun RJ, Herrstedt J; ESMO Guidelines Committee. Management of oral and gastrointestinal mucosal injury：ESMO Clinical Practice Guidelines for diagnosis, treatment, and follow-up. Ann Oncol. 2015; 26 Suppl 5: v139-51. [PMID: 26142468]

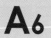

Q6　晩期放射線性直腸炎に対してステロイド注腸は推奨されるか？

A6　ステロイド注腸は治療選択肢の一つとして弱く推奨される。

解　説

　コルチコステロイドは，アラキドン酸カスケードの阻害，サイトカインの産生や放出の阻害，ヒスタミン放出阻害ならびに細胞膜の安定化などの機序で抗炎症作用を発揮するが，晩期放射線性直腸炎に対する効果は限定的と考えられている[1]。

　Kochhar らは，37 名の晩期放射線性直腸炎患者を対象に，ステロイド注腸＋経口スクラルファートとスクラルファート注腸＋経口プラセボとを比較する二重盲検比較試験を実施したところ，両群とも有意な症状の改善を認めたものの，4 週間の治療後の時点での臨床症状の改善率はスクラルファート注腸が有意に良好であった（53.3% vs. 94.1%，$p < 0.05$）[2]。

　わが国で実施された，前立腺への強度変調放射線治療（IMRT）後の晩期放射線性直腸炎からの直腸出血に対する治療結果に関する後ろ向き研究では，ステロイド注腸療法による改善効果は，経過観察よりも良好なものの，アルゴンプラズマ凝固より劣る傾向が報告されている[3]。

　しかしながら，日常臨床において，スクラルファート注腸，高気圧酸素療法が奏効しない例において，ステロイド注腸が著効を示す例もみられる。

　以上より，ステロイド注腸は晩期放射線性直腸炎の治療選択肢の一つとして弱く推奨される。

■引用文献

1) Hong JJ, Park W, Ehrenpreis ED. Review article: current therapeutic options for radiation proctopathy. Aliment Pharmacol Ther. 2001; 15 (9): 1253-62. [PMID: 11552895]
2) Kochhar R, Patel F, Dhar A, Sharma SC, Ayyagari S, Aggarwal R, et al. Radiation-induced proctosigmoiditis. Prospective, randomized, double-blind controlled trial of oral sulfasalazine plus rectal steroids versus rectal sucralfate. Dig Dis Sci. 1991; 36 (1): 103-7. [PMID: 1670631]
3) Takemoto S, Shibamoto Y, Ayakawa S, Nagai A, Hayashi A, Ogino H, et al. Treatment and prognosis of patients with late rectal bleeding after intensity-modulated radiation therapy for prostate cancer. Radiat Oncol. 2012; 7: 87. [PMID: 22691293]

Q7 晩期放射線性直腸出血に対して経内視鏡下でのアルゴンプラズマ凝固は推奨されるか？

A7 晩期放射線性直腸出血に対してアルゴンプラズマ凝固は推奨される。

解説

　アルゴンプラズマ凝固（argon plasma coagulation；APC）は，イオン化させたアルゴンガスを介して，組織を効率よく凝固できる単極性高周波電流を非接触で供給する方法であり，限局した深さ（0.5〜3 mm）を凝固することができるため，従来のレーザー凝固法と比較して，潰瘍形成，狭窄，穿孔のリスクを最小化することが可能である。また，利便性も高いため，最近では，晩期放射線性直腸出血に対する内視鏡下処置において第一選択として用いられている[1)2)]。晩期放射線性直腸出血については，80〜90％の症例にAPCによる症状軽減効果があると報告されている。必要な止血効果を得るためには，間隔を空けた複数回のセッションが必要なことが多い[1)2)]。

　有害事象としては，肛門痛が約20％に認められ，凝固後の潰瘍形成は高頻度に認められる。大量出血や壊死・穿孔などの重篤な有害事象は10％程度と報告されている。したがって，過度な広範囲の凝固は避け，1回の処置では，正常粘膜を残しつつ，浅くスポット状の凝固処置を島状に複数カ所に分けて行うことが推奨される[2)]。

　晩期放射線性直腸出血に対するAPCについては，500件以上もの文献報告があるにもかかわらず，現在までに凝固時の適切な条件設定に関するコンセンサスは得られていない[1)]。

■引用文献
1) Lenz L, Rohr R, Nakao F, Libera E, Ferrari A. Chronic radiation proctopathy: A practical review of endoscopic treatment. World J Gastrointest Surg. 2016; 8 (2): 151-60. [PMID: 26981189]
2) Tabaja L, Sidani SM. Management of radiation proctitis. Dig Dis Sci. 2018; 63 (9): 2180-8. [PMID: 29948565]

Ⅱ
口腔以外

総論

各論1

各論2

Q8　殺細胞性抗がん薬による下痢に対してどのような治療が有用か？

A8　早期に起こる下痢に対しては抗コリン薬が，遅発性の下痢に対してはロペラミドによる対症療法が有用である。

解　説

　下痢の原因と考えられる被疑薬の使用の中止あるいは減量などを検討するとともに，以下に示すような対応を行う。化学療法後 24 時間以内の早期に起こる下痢は，コリン作動性の下痢であることが多く，機序としては消化管の副交感神経が刺激され，腸管蠕動運動の亢進が起こることによって生じるとされるが，このような場合には抗コリン薬が有用である。

　遅発性の下痢に対しては対症療法が中心となるが，ロペラミドが下痢のコントロールに有用とされている。具体的には，化学療法開始後 12 時間以降に Grade 2 以上の水溶性の下痢がみられた場合には，ロペラミドをまず 4 mg 経口投与し，その後 2 mg/回を 2 時間毎（夜間は 4 mg/回を 4 時間毎）に投与し，初回の内服から 12 時間後まで継続する[1]。わが国ではロペラミド 4 mg/回は適応外使用となるため，初回の投与を 2 mg で使用することも多い。下痢の改善が得られない場合には，オクトレオチドやキノロン系抗菌薬の投与も考慮する[2]。ESMO ガイドラインでは，loose stool あるいは mushy stool の患者に対しては，使用している抗がん薬の用量を落とさずに低用量ロペラミドを選択したり，逆に重篤な下痢とグレーディングされた患者に対しては，高用量ロペラミドと治療延期あるいは用量調整を行うなどの治療内容が紹介されている。実臨床においては，前述のロペラミドなどの対応に加えて，抗がん薬の休薬や用量調整，内容変更などを組み合わせて対応することとなる。

■引用文献

1) Abigerges D, Armand JP, Chabot GG, Da Costa L, Fadel E, Cote C, et al. Irinotecan (CPT-11) high-dose escalation using intensive high-dose loperamide to control diarrhea. J Natl Cancer Inst. 1994; 86 (6): 446-9. [PMID: 8120919]

2) Benson AB 3rd, Ajani JA, Catalano RB, Engelking C, Kornblau SM, Martenson JA Jr, et al. Recommended guidelines for the treatment of cancer treatment-induced diarrhea. J Clin Oncol. 2004; 22 (14): 2918-26. [PMID: 15254061]

Q9　5-FU とイリノテカンによる下痢症に対して半夏瀉心湯は有用か？

A9　現時点において半夏瀉心湯の投与を推奨できる十分なエビデンスはない。

解　説

　化学療法による下痢症の機序の一つとして，プロスタグランジン E_2 産生亢進により腸管粘膜上皮におけるアデニレートサイクレース活性化が起こり，それにより腸管上皮細胞内のカルシウムイオン濃度が上昇し，腸液分泌亢進が起こることによる機序が知られている。半夏瀉心湯に含まれる乾姜や黄連には，COX-2 阻害作用，および MAP キナーゼである JNK，p38 の阻害により誘導されるプロスタグランジン E_2 の産生を抑制する作用があるため，下痢症の予防効果があると考えられている[1]。

　Mori らにより，イリノテカン＋シスプラチン療法を施行された非小細胞肺がんにおける半夏瀉心湯（TJ-14）の下痢予防効果を検証する無作為化比較試験（非盲検）が行われたが，この試験は，半夏瀉心湯 7.5 g/day を化学療法の 3 日以上前から継続投与する形の介入試験であった[2]。本試験のコントロール群（半夏瀉心湯未使用群）における Grade 3 以上の下痢症は 23 例中 10 例に発生したのに対して，半夏瀉心湯群における Grade 3 以上の下痢症は 18 例中 1 例であったため，半夏瀉心湯の予防的使用により下痢の発生が低くなる可能性が示された（$p=$ 0.01）が，本試験の症例数が少なかったことと，非盲検試験であったことから，エビデンスレベルが高い研究結果とはいえないことに注意が必要である。また，Komatsu らは，胃がんに対する S-1＋イリノテカンの有用性を検討した第 II 相臨床試験のなかで，支持療法として半夏瀉心湯を使用した症例で Grade 3 の下痢症を呈したのは 15 例中 1 例のみであったことを報告している[3]。そのほか，5-FU およびイリノテカンによる口腔粘膜炎に対する半夏瀉心湯の有用性を検証した無作為化比較試験における下痢の発現頻度に関する報告が 2 報ある[4][5]が，いずれも主要評価項目が口腔粘膜炎発症割合とされた臨床試験のサブ解析としての検討でしかないことや非盲検であることなどから，エビデンスレベルが高い研究結果とはいえず，今後，半夏瀉心湯の予防投与による効果に関しては，さらに質の高い臨床研究による検証が必要と考えられる。

■引用文献

1) Kase Y, Hayakawa T, Ishige A, Aburada M, Komatsu Y. The effects of Hange-shashin-to on the content of prostaglandin E2 and water absorption in the large intestine of rats. Biol Pharm Bull. 1997; 20 (9): 954-7. [PMID: 9331975]

2) Mori K, Kondo T, Kamiyama Y, Kano Y, Tominaga K. Preventive effect of Kampo medicine (Hangeshashin-to) against irinotecan-induced diarrhea in advanced non-small-cell lung cancer. Cancer Chemother Pharmacol. 2003; 51 (5): 403-6. [PMID: 12687289]

3) Komatsu Y, Yuki S, Fuse N, Kato T, Miyagishima T, Kudo M, et al. Phase 1/2 clinical study of irinotecan and oral S-1 (IRIS) in patients with advanced gastric cancer. Adv Ther. 2010; 27 (7): 483-92. [PMID: 20559897]

4) Aoyama T, Nishikawa K, Takiguchi N, Tanabe K, Imano M, Fukushima R, et al. Double-blind, placebo-controlled, randomized phase Ⅱ study of TJ-14 (hangeshashinto) for gastric cancer chemotherapy-induced oral mucositis. Cancer Chemother Pharmacol. 2014; 73 (5): 1047-54. [PMID: 24652604]

5) Matsuda C, Munemoto Y, Mishima H, Nagata N, Oshiro M, Kataoka M, et al. Double-blind, placebo-controlled, randomized phase Ⅱ study of TJ-14 (Hangeshashinto) for infusional fluorinated-pyrimidine-based colorectal cancer chemotherapy-induced oral mucositis. Cancer Chemother Pharmacol. 2015; 76 (1): 97-103. [PMID: 25983022]

Q10 　分子標的薬による下痢に対してどのような治療が有用か？

A10 　現時点において分子標的薬に特化した治療法に関するエビデンスはなく，殺細胞性抗がん薬による下痢や粘膜炎に準じた対処が行われることが多い。

解 説

　分子標的薬に特化した治療法に関するエビデンスはなく，殺細胞性抗がん薬による下痢や粘膜炎に準じた対処が行われるが，いずれも推奨できるだけのエビデンスはない。実臨床においては，殺細胞性抗がん薬での対応と同様に，ロペラミドなどの対症療法に加えて，分子標的薬の休薬や用量調整，内容変更などで対応する[1]。

　ソラフェニブによる下痢は，治療を開始してから1週間程度の比較的早期から起こり，投与量が多いほうが発現しやすく，休薬により速やかに回復する[2]。抗 EGFR 抗体薬による下痢も同様に投与開始後すぐに起きるとされ，最初の下痢の発生までの中央値は14日程度とされている[3]。イマチニブによる下痢については，高用量の投与，女性，消化管の GIST がリスク因子と報告されており，治療としては適切な休薬と減量が重要である[4]。

■引用文献

1) Shah NT, Kris MG, Pao W, Tyson LB, Pizzo BM, Heinemann MH, et al. Practical management of patients with non-small-cell lung cancer treated with gefitinib. J Clin Oncol. 2005; 23 (1): 165-74. [PMID: 15557594]

2) B. Escudier, C. Szczylik, T. Eisen, W. M. Stadler , B. Schwartz, M. ShanR. M. Bukowski. Randomized phase Ⅲ trial of the Raf kinase and VEGFR inhibitor sorafenib (BAY43-9006) in patients with advanced renal cell carcinoma (RCC). Journal of Clinical Oncology. 2005; 23, no.16_suppl.

3) Loriot Y, Perlemuter G, Malka D, Penault-Llorca F, Boige V, Deutsch E, et al. Drug insight: gastrointestinal and hepatic adverse effects of molecular-targeted agents in cancer therapy. Nat Clin Pract Oncol. 2008; 5 (5): 268-78. [PMID: 18349858]

4) Van Glabbeke M, Verweij J, Casali PG, Simes J, Le Cesne A, Reichardt P, et al. Predicting toxicities for patients with advanced gastrointestinal stromal tumours treated with imatinib: a study of the European Organisation for Research and Treatment of Cancer, the Italian Sarcoma Group, and the Australasian Gastro-Intestinal Trials Group (EORTC-ISG-AGITG). Eur J Cancer. 2006; 42 (14): 2277-85. [PMID: 16876399]

Ⅱ
口腔以外

総論

各論1

各論2

Q11 免疫チェックポイント阻害薬による免疫関連有害事象（irAE）としての大腸炎にステロイド投与は推奨されるか？

A11 急激に重症化することがあるため，ステロイドを使用するタイミングが遅れないよう注意が必要である。

解　説

　Grade 2 以上の下痢症や大腸炎がみられた場合には，免疫チェックポイント阻害薬を休止または中止し，速やかにステロイド投与を検討する[1]。下痢や大腸炎は急激に悪化することがあるため，ステロイドは躊躇しないことが肝要である。効果がみられない場合にはステロイド増量という選択肢もあるが，漫然と投与せず，必要に応じてインフリキシマブ導入について検討する。これらの治療効果の評価や継続の判断は悩ましいことが多いため，最近のコンセンサスとしては，内視鏡検査を積極的に実施したうえで判断することが推奨されつつある。なお，ステロイドで改善が得られた場合も，1 カ月以上かけて徐々に減量していく必要がある。

1）軽症例（下痢：CTCAE Grade 1）

　免疫チェックポイント阻害薬の投与を継続したまま，補液，電解質補正を必要に応じて行うことで対応可能である。感染症が否定されている場合には，ロペラミドなどの止痢薬の併用も考慮する。ESMO のガイドラインでは，軽症例であっても症状が 15 日以上続く場合や，脱水，発熱，頻脈，血便などの症状を伴う場合には，ステロイドによる治療（プレドニゾロン 0.5〜1.0 mg/kg/day）を考慮するように推奨している[2]。

2）中等症（下痢：CTCAE Grade 2）

　ASCO のガイドラインでは，CTCAE Grade 2 の下痢を認めた場合には，免疫チェックポイント阻害薬の投与を一度中止し，ステロイド治療の開始（プレドニゾン 1.0 mg/kg/day）を検討するように勧めている[3]。一方で，ESMO のガイドラインでは，Grade 2 全例ではなく，症状が 5 日以上遷延する場合や，脱水，発熱，頻脈，血便などの症状を伴う場合に投与を中止し，ステロイド治療の導入（プレドニゾロン 0.5〜1.0 mg/kg/day）を検討するように推奨している。ステロイドにより症状の改善がみられた場合には，4〜6 週かけて漸減し，治療の再開を考慮する。状況によっては，少量のステロイドを継続しながら免疫チェックポイント阻害薬による治療の再開も許容される[4]。ステロイド開始後 72 時間以内に改善がみられない場合には，重症例に準じた治療を検討すべきである。

3）重症例（下痢：CTCAE Grade 3〜4）

　Grade 3 以上の下痢に関しては，直ちに免疫チェックポイント阻害薬の投与を中止する。原則的に再投与は勧められていない。抗 CTLA-4 抗体による Grade 3 の下痢の場合には，症状が改善した後に抗 PD-1/PD-L1 抗体へ変更することが勧められている。

　Grade 3 以上の重症例では，プレドニゾロン 1.0〜2.0 mg/kg/day での治療開始が推奨されている。内視鏡検査をすぐに実施するのが困難な場合でも，治療開始を遅らせないように速や

かにステロイド導入を先行させる。3〜5日以内に反応がみられた場合には，4〜6週（ASCO）もしくは8〜12週（ESMO）かけて漸減する。3〜5日で効果のみられない症例では，抗TNF-α抗体であるインフリキシマブの使用を検討する。抗CTLA-4抗体が原因の場合，1/3〜2/3の患者において高用量ステロイドに反応しない，もしくは減量時の再燃を認めるが，このような症例ではインフリキシマブの効果が期待できる。

表1　下痢および大腸炎：重症度別の対処法とフォローアップ

Grade	対処法	フォローアップ
下痢 Grade 1, 大腸炎 Grade 1	• 免疫チェックポイント阻害薬の投与を継続する • 対症療法を行う	• 症状悪化に対する綿密なモニタリング • 悪化した場合に直ちに報告するように患者に伝える 【症状が悪化した場合】 • Grade 2 または Grade 3〜4 の対処法で治療する
下痢 Grade 2, 大腸炎 Grade 2	• 免疫チェックポイント阻害薬の投与を中止する • 消化器専門医との協議を行う • 便培養，CD toxin，ウイルス（CMVなど）などの検査を行い，単純X線，または，腹部CT検査などを検討する • 対症療法を行う	【症状が Grade 1 まで改善した場合】 • 免疫チェックポイント阻害薬の再開を検討する 【症状が5〜7日を超えて持続した場合，または再発した場合】 • 0.5〜1.0 mg/kg/day の経口プレドニゾロン，または，その等価量の経口薬を投与する • 症状が Grade 1 に改善した場合，少なくとも1カ月以上かけてステロイドを漸減する • 免疫チェックポイント阻害薬の投与再開を検討する • 日和見感染症に対する抗菌薬の予防投与を検討する 【症状が悪化した場合】 • Grade 3〜4 の対処法で治療する
下痢 Grade 3〜4, 大腸炎 Grade 3〜4	• 免疫チェックポイント阻害薬の投与を中止する • 消化器専門医との協議を行う • 便培養，CD toxin，ウイルス（CMVなど）などの検査を行い，単純X線，または，腹部CT検査などを検討する • 1.0〜2.0 mg/kg/day の静注プレドニゾロン，または，その等価量の副腎皮質ステロイドを静注する • 下部消化管内視鏡検査を検討する	【症状が改善した場合】 • Grade 1 に改善するまでステロイドの使用を継続した後，少なくとも1カ月以上かけて漸減する • 日和見感染症に対する抗菌薬の予防投与を検討する 【症状が3〜5日を超えて持続した場合，または改善後に再発した場合】 • 免疫抑制薬（インフリキシマブ 5 mg/kg など）の使用を検討する

小野薬品工業株式会社，ブリストル・マイヤーズ スクイブ株式会社．オプジーボ・ヤーボイ適正使用ガイドより改変

■引用文献

1) Soularue E, Lepage P, Colombel JF, Coutzac C, Faleck D, Marthey L, et al. Enterocolitis due to immune checkpoint inhibitors: a systematic review. Gut. 2018; 67 (11): 2056-67. [PMID: 30131322]

2) Haanen JBAG, Carbonnel F, Robert C, Kerr KM, Peters S, Larkin J, et al. Management of toxicities from immunotherapy: ESMO Clinical Practice Guidelines for diagnosis, treatment and follow-up. Ann Oncol. 2017; 28 (suppl_4): iv119-iv142. [PMID: 28881921]

3) Brahmer JR, Lacchetti C, Schneider BJ, Atkins MB, Brassil KJ, Caterino JM, et al; National Comprehensive Cancer Network. Management of immune-related adverse events in patients treated with immune checkpoint inhibitor therapy: American Society of Clinical Oncology Clinical Practice Guideline. J Clin Oncol. 2018; 36 (17): 1714-68. [PMID: 29442540]

4) Abu-Sbeih H, Ali FS, Naqash AR, Owen DH, Patel S, Otterson GA, et al. Resumption of immune checkpoint inhibitor therapy after immune-mediated colitis. J Clin Oncol. 2019; 37 (30): 2738-45. [PMID: 31163011]

II 口腔以外

総論

各論1

各論2

Q12　出血性膀胱炎に対してどのような治療が有用か？

A12　膀胱洗浄，膀胱内注入療法，高気圧酸素療法，経尿道的電気凝固術，尿路変向，腸骨動脈塞栓，膀胱摘除術など，さまざまな治療オプションがあり，血尿の重症度に合わせて選択すべきである。

解　説

　輸液や利尿で改善が認められない中等度以上の血尿に関しては，標準治療の根拠となるエビデンスやコンセンサスはなく，種々のオプションから適宜選択して治療を行うことになる。

　生理食塩水による膀胱洗浄，3-Way Foley カテーテル留置下での持続膀胱洗浄，カルバゾクロム，トラネキサム酸などの経口薬投与で改善がみられない場合は，ミョウバンや硝酸銀などの膀胱内注入療法を検討してもよい。ただし，ともに十分なエビデンスがあるわけではなく，保険診療として認められていない。

　高気圧酸素療法は，酸素化や血管新生により組織を修復し，出血を改善することが期待される治療であり，基本的には放射線治療後の出血性膀胱炎に選択される。放射線による出血性膀胱炎に対する高気圧酸素療法は，メタアナリシスで有効率84％とされている[1]。シクロホスファミドに起因する出血性膀胱炎に対する有用性については，症例報告[2]が散見されるのみである。わが国では，「放射線または抗がん薬治療と併用される悪性腫瘍」に対して，一連につき30回を限度として保険適用がある。

　腸骨動脈塞栓は，再発性，または急性でコントロール不良な出血性膀胱炎に対して考慮される。シクロホスファミド投与および造血幹細胞移植後の出血性膀胱炎に対して選択的内腸骨動脈塞栓を行い，80％に改善を認めたとの報告がある[3]。

　内視鏡検査で出血が著明な部位が明らかな場合には，経尿道的電気凝固術を考慮してよいが，確固たるエビデンスがあるわけではない。最近は，反復する放射線性膀胱炎に対し，内視鏡的にフィブリン糊を投与することで80％の症例で出血を改善できたとする報告がある[4]。尿路変向，膀胱摘除術は合併症や死亡率が高く，長期生存する患者が多くないことから，コントロール不良な出血性膀胱炎に対する最終手段として検討される[5]。

■引用文献

1) Cardinal J, Slade A, McFarland M, Keihani S, Hotaling JN, Myers JB. Scoping review and meta-analysis of hyperbaric oxygen therapy for radiation-induced hemorrhagic cystitis. Curr Urol Rep. 2018；19（6）：38.［PMID：29654564］

2) Kaur D, Khan SP, Rodriguez V, Arndt C, Claus P. Hyperbaric oxygen as a treatment modality in cyclophosphamide-induced hemorrhagic cystitis. Pediatr Transplant. 2018；22（4）：e13171.［PMID：29569791］

3) Han Y, Wu D, Sun A, Xie Y, Xu J, Zhou J, et al. Selective embolization of the internal iliac arteries for the treatment of severe hemorrhagic cystitis following hematopoietic SCT. Bone Marrow Transplant. 2008；41（10）：881-6.［PMID：18246111］

4) Bove P, Iacovelli V, Tirindelli MC, Bianchi D, Flammia GP, Cipriani C, et al. Endoscopic intravesical fibrin glue application in the treatment of refractory hemorrhagic radiation cystitis: a single cohort pilot study. J Endourol. 2019; 33 (2): 93-8. [PMID: 30280911]
5) Linder BJ, Tarrell RF, Boorjian SA. Cystectomy for refractory hemorrhagic cystitis: contemporary etiology, presentation and outcomes. J Urol. 2014; 192 (6): 1687-92. [PMID: 24936722]

Q13 消化管急性 GVHD に対する一次治療として推奨される治療はどのようなものか？

A13 メチルプレドニゾロンの全身投与が推奨される。

解　説

　消化管急性 GVHD，特に下痢など下部消化管症状が認められる場合は，急性 GVHD の重症度は Grade Ⅱ 以上となり治療適応がある[1]。急性 GVHD の Grade ならびに臓器障害の Stage について表1，表2に示す[2]。現在までに，メチルプレドニゾロン単剤と比較して，より治療成績が優れた薬剤は報告されておらず，また，メチルプレドニゾロンとほかの薬剤との併用においても，メチルプレドニゾロン単剤と比較して優れた治療法は報告されていない[3]。

　メチルプレドニゾロンの投与量については，Grade Ⅲ〜Ⅳの重症急性 GVHD に対し，2 mg/kg と 10 mg/kg との成績を比較した無作為化比較試験において，有効率や生存率に差がみられなかったことから，2 mg/kg が推奨されている[4]。皮膚や胃の軽症例では，メチルプレドニゾロンまたはプレドニゾロンの 0.5〜1 mg/kg の少量投与も行われる。また，ステロイド全身投与量を減らすため，難吸収性の経口ステロイド薬であるベクロメタゾン内服の併用が推奨されているものの，わが国では保険適用外である[5]。

表1　急性 GVHD の Grade

Grade	皮膚 stage		肝 stage		腸 stage
Ⅰ	1〜2		0		0
Ⅱ	3	or	1	or	1
Ⅲ	―		2〜3	or	2〜4
Ⅳ	4	or	4		―

注1) PS が極端に悪い場合（PS4，または Karnofsky performance score（KPS）＜30％），臓器障害が stage 4 に達しなくとも grade Ⅳ とする。GVHD 以外の病変が合併し，そのために全身状態が悪化する場合，判定は容易ではないが，急性 GVHD 関連病変による PS を対象とする。
注2) "or" は，各臓器障害の stage のうち，一つでも満たしていればその grade とするという意味である。
注3) "―" は障害の程度が何であれ grade には関与しない。

文献2）より引用

表2 臓器障害の Stage

Stage[a]	皮膚	肝	消化管
	皮疹 (%)[b]	総ビリルビン (mg/dL)	下痢[c]
1	<25	2.0〜3.0	成人 500〜1,000 ml 小児 280〜555 ml/m² (10-19.9 ml/kg) または持続する嘔気[d]
2	25〜50	3.1〜6.0	成人 1,001〜1,500 ml 小児 556〜833 ml/m² (20-30 ml/kg)
3	>50	6.1〜15.0	成人 >1,500 ml 小児 >833 ml/m² (>30 ml/kg)
4	全身性紅皮症，水疱形成	>15.0	高度の腹痛 (＋/－腸閉塞)[e]

a) ビリルビン上昇，下痢，皮疹をひきおこす他の疾患が合併すると考えられる場合は stage を1つ落とし，疾患名を明記する。複数の合併症が存在したり，急性 GVHD の関与が低いと考えられる場合は主治医判断で stage を2-3 落としても良い。
b) 火傷における" rule of nines"（成人），" rule of fives"（乳幼児）を適応（図）。
c) 3日間の平均下痢量。小児の場合は ml/m² とする。
d) 胃・十二指腸の組織学的証明が必要。
e) 消化管 GVHD の stage 4 は，3日間平均下痢量成人 >1,500 ml，小児 >833 ml/m² でかつ，腹痛または出血 (visible blood) を伴う場合を指し，腸閉塞の有無は問わない。
f) 小児の下痢量に関しては，いままで成人の基準を単純に体表面積換算して算出してきたが，国際的同一性の観点から，CIBMTR で採用されている基準を採用した（CIBMTR：Series 2002 Reporting Form）。

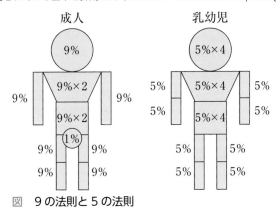

図 9の法則と5の法則

文献 2) より引用

■引用文献

1) Harris AC, Young R, Devine S, Hogan WJ, Ayuk F, Bunworasate U, et al. International, Multicenter Standardization of Acute Graft-versus-Host Disease Clinical Data Collection: A Report from the Mount Sinai Acute GVHD International Consortium. Biol Blood Marrow Transplant. 2016; 22 (1): 4-10. [PMID: 26386318]

2) 平成30学会年度日本造血細胞移植学会ガイドライン委員会. 造血細胞移植ガイドライン GVHD（第4版）. 日本造血細胞移植学会，2018. https://www.jshct.com/uploads/files/guideline/01_02_gvhd_ver04.pdf

3) Martin PJ, Rizzo JD, Wingard JR, Ballen K, Curtin PT, Cutler C, et al. First-and second-line systemic treatment of acute graft-versus-host disease: recommendations of the American Society of Blood and Marrow Transplantation. Biol Blood Marrow Transplant. 2012; 18 (8): 1150-63. [PMID: 22510384]

4) Van Lint MT, Uderzo C, Locasciulli A, Majolino I, Scimé R, Locatelli F, et al. Early treatment of acute graft-versus-host disease with high- or low-dose 6-methylprednisolone: a multicenter randomized trial from the Italian Group for Bone Marrow Transplantation. Blood. 1998; 92 (7): 2288-93. [PMID: 9746766]

5) Hockenbery DM, Cruickshank S, Rodell TC, Gooley T, Schuening F, Rowley S, et al. A randomized, placebo-controlled trial of oral beclomethasone dipropionate as a prednisone-sparing therapy for gastrointestinal graft-versus-host disease. Blood. 2007; 109 (10): 4557-63. [PMID: 17244684]

Q14 消化管急性 GVHD に対する一次治療としての全身ステロイド治療の効果判定はいつ頃に行うべきか？　また，ステロイドの減量はどのように行えばよいか？

A14 治療開始 1〜2 週目に効果判定を行う。順調な経過であれば 3 カ月をめどに中止するが，個別化対応が必要である。

解　説

　急性 GVHD に対する一次治療としては通常ステロイド薬の全身投与が行われるが，治療開始 5 日目の治療反応性がその後の予後と関連することが示され，治療効果判定を早期に行うことが標準的となっている[1]。二次治療へと移行する基準として，①ステロイド治療開始 3 日目の時点で悪化する GVHD，②Grade Ⅲ の GVHD では治療開始 7 日目，Grade Ⅱ の GVHD では治療開始 14 日目の時点で改善がみられない場合が一般的である[2]。下部消化管 GVHD は，皮膚や上部消化管 GVHD に比べて治療効果の発現に日数を要することが多く，二次治療の選択肢に乏しい場合，治療効果判定を遅らせることも妥当である[3]。

　初期治療の効果判定で治療効果が認められた場合のステロイドの減量に関しては，急性 GVHD に対して全身ステロイドを 2 週間投与後，ステロイド減量，中止まで 12 週間の群と 21 週間の群を比較したところ，急性 GVHD 再発率，慢性 GVHD 発症率，および 6 カ月生存率は同等であり，順調であれば 12 週間程度でステロイドを中止するのが標準的となっている[4]。

　このようなことを勘案し，日本造血細胞移植学会のガイドラインでは，初期治療開始 5 日目の時点で改善が認められれば，症状に応じて 6〜14 日目よりステロイド減量を開始し，その後は，5〜7 日毎に 10％程度を目安に減量する，あるいは 3〜5 日で 0.2 mg/kg ずつ減量して 20〜30 mg となったら減量を緩徐にするといった方法が推奨されている[3]。これを基本としながらも，個々の症例の背景，疾患の状況，GVHD や合併症の状況を考慮しながら方針を決定する。

■引用文献
1) Van Lint MT, Milone G, Leotta S, Uderzo C, Scimè R, Dallorso S, et al. Treatment of acute graft-versus-host disease with prednisolone: significant survival advantage for day +5 responders and no advantage for nonresponders receiving anti-thymocyte globulin. Blood. 2006; 107 (10): 4177-81. [PMID: 16449522]
2) Martin PJ, Rizzo JD, Wingard JR, Ballen K, Curtin PT, Cutler C, et al. First-and second-line systemic treatment of acute graft-versus-host disease: recommendations of the American Society of Blood and Marrow Transplantation. Biol Blood Marrow Transplant. 2012; 18 (8): 1150-63. [PMID: 22510384]
3) 平成 30 学会年度日本造血細胞移植学会ガイドライン委員会. 造血細胞移植ガイドライン GVHD（第 4 版）. 日本造血細胞移植学会，2018. https://www.jshct.com/uploads/files/guideline/01_02_gvhd_ver04.pdf
4) Hings IM, Filipovich AH, Miller WJ, Blazar BL, McGlave PB, Ramsay NK, et al. Prednisone therapy for acute graft-versus-host disease: short-versus long-term treatment. A prospective randomized trial. Transplantation. 1993; 56 (3): 577-80. [PMID: 8212152]

Q15　一次治療抵抗性の消化管急性 GVHD に対して，二次治療として推奨される治療はどのようなものか？

A15　わが国では保険適用上，使用可能なのは抗胸腺細胞グロブリン（ATG）と間葉系幹細胞（MSC）に限られる。可能であれば，臨床研究として治療するのが望ましい。

解　説

　ステロイド抵抗性急性 GVHD に対する臨床治験の実施は困難であり，二重盲検試験にて有効性が証明された二次治療はない。国際的には，ルキソリチニブ，electrophotopheresis，間葉系幹細胞（mesenchymal stem cell；MSC），インフリキシマブ，エタネルセプト，抗胸腺細胞グロブリン（anti-thymocyte globulin；ATG）などが，GVHD 症状や各施設での使用経験に基づいて使用されている。一方，わが国で使用可能な二次治療としては，ステロイド大量療法，ATG，MSC がある。ステロイド大量療法では，メチルプレドニゾロン 500〜1,000 mg/body/day が 3 日間程度投与される。しかし，急性 GVHD に対する初期治療としてメチルプレドニゾロン 2 mg/kg/day と 10 mg/kg/day とを比較した無作為化比較試験[1] では，奏効率において両群間に有意差はみられなかったことと，感染症の増加から，欧米ではほとんど行われていない。ATG も最近では経験に基づいて，感染症のリスクから欧米における従来の高用量での使用は行われなくなっている[2,3]。わが国で使用可能な ATG はサイモグロブリン® であり，保険添付文書には，その投与量として 2.5〜3.75 mg/kg を 5 日間と記載されている。一方で，わが国での全国調査によると，ステロイド抵抗性急性 GVHD に対する ATG の総投与量の中央値は 2.5 mg/kg と，国際的な動向と同様に，感染症の懸念から保険添付文書と比較して低用量が使用されている。本報告では，消化管病変を有するステロイド抵抗性急性 GVHD 症例に対し，54.3％で完全奏効（CR）もしくは部分奏効（PR）が得られていた[4]。MSC は，わが国においては 2016 年から使用されているが，保険承認に先駆けて行われた第Ⅱ/Ⅲ相試験では，25 例のステロイド抵抗性急性 GVHD に対する投与開始 4 週時点での CR または PR 達成率は 60％であり，消化管 GVHD がみられた 20 例では，13 例において CR または PR が得られている[5]。一方で，MSC のステロイド抵抗性急性 GVHD における長期的な生存に対する有効性は明らかになっていない。

■引用文献

1) Van Lint MT, Uderzo C, Locasciulli A, Majolino I, Scimé R, Locatelli F, et al. Early treatment of acute graft-versus-host disease with high- or low-dose 6-methylprednisolone : a multicenter randomized trial from the Italian Group for Bone Marrow Transplantation. Blood. 1998；92（7）：2288-93.［PMID：9746766］

2) MacMillan ML, Weisdorf DJ, Davies SM, DeFor TE, Burns LJ, Ramsay NK, et al. Early antithymocyte globulin therapy improves survival in patients with steroid-resistant acute graft-versus-host disease. Biol Blood Marrow Transplant. 2002；8（1）：40-6.［PMID：11858189］

3) Arai S, Margolis J, Zahurak M, Anders V, Vogelsang GB. Poor outcome in steroid-refractory graft-versus-host disease with antithymocyte globulin treatment. Biol Blood Marrow Transplant. 2002；8（3）：

155-60. [PMID: 11939605]

4) Murata M, Ikegame K, Morishita Y, Ogawa H, Kaida K, Nakamae H, et al. Low-dose thymoglobulin as second-line treatment for steroid-resistant acute GvHD: an analysis of the JSHCT. Bone Marrow Transplant. 2017; 52 (2): 252-7. [PMID: 27869808]

5) Muroi K, Miyamura K, Okada M, Yamashita T, Murata M, Ishikawa T, et al. Bone marrow-derived mesenchymal stem cells (JR-031) for steroid-refractory grade Ⅲ or Ⅳ acute graft-versus-host disease: a phase Ⅱ/Ⅲ study. Int J Hematol. 2016; 103 (2): 243-50. [PMID: 26608364]

付. 参考資料

がん治療における口腔支持療法のための
口腔粘膜炎評価マニュアル
がん専門病院歯科　編

（OSC[3] 事務局より許可を得て，上記マニュアル
4〜16，18〜22，24〜27 頁を転載）

口腔粘膜の特徴

■口腔粘膜

　口腔は小さな領域だが，その中でも部位によって組織構造が異なる。その差異はそれぞれの部位の機能を反映していると考えられ，このことを念頭において観察すると口腔粘膜炎を理解するのに役立つ。

　口腔粘膜は口唇で皮膚に，咽頭で消化管粘膜に連続し，基本的に上皮とその下層にある結合組織からなる。口腔粘膜の代表的な機能は，**保護**（咀嚼時の機械的刺激を受ける，口腔常在菌の深部組織への侵入を防ぐ），**感覚**（味覚や温・触・痛覚を受容し，咀嚼や嚥下運動を制御する），**分泌**（小唾液腺による唾液分泌）である。

■口腔粘膜の組織構成

　口腔粘膜は重層扁平上皮で被覆され，腸管粘膜のような吸収作用をもたない。口腔粘膜上皮は部位によって角化，非角化の違いがあり，その厚みも異なる（機械的刺激を受けやすい部位は厚くなる）。上皮と粘膜固有層の境界には基底膜が存在するが，固有層とその下層の粘膜下組織との境界は不明瞭なことが多く，歯肉や硬口蓋では口腔粘膜は粘膜下組織を介在せずに下層の骨（骨膜）と接している。粘膜固有層は上皮直下の乳頭層とその下層の網状層からなり，細胞（線維芽細胞など），血管，神経，線維（コラーゲン線維，弾性線維）が分布する。

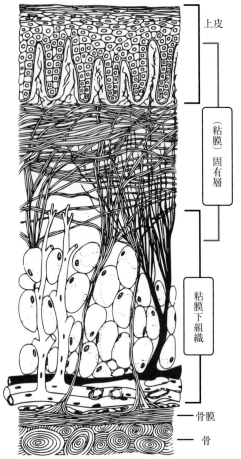

上皮

（粘膜）固有層

粘膜下組織

骨膜

骨

出典：Squier CA, Finkelstein MW. Oral Mucosa. In: Nanci A, editor. Ten Cate's Oral Histology: Development, Structure, and Function. 6th ed. Mosby, 2003. p334.

図1　**口腔粘膜の主な組織構成**

■ 口腔粘膜のターンオーバー

上皮内のすべての細胞が置き換わるのに要する時間は，「ターンオーバー（上皮の交換時間）」として知られ，1個の細胞が分裂し，上皮層全層を通過するために要する時間から導き出される。

測定方法の違いより上皮の細胞増殖率の値には大きな差があるが，一般的に上皮のターンオーバーは，**皮膚**で 52-75 日，**腸管**で 4-14 日，**歯肉**で 41-57 日，**頬**で 25 日である。上皮の角化様式の違いによって細胞の交換率が異なり，非角化上皮である頬粘膜は，角化上皮である歯肉よりも短時間で交換される。

■ 口腔粘膜の構造の差異

上皮の種類，上皮と結合組織の境界，固有層の組織などについては，口腔粘膜の部位によって構造の差異が認められ，3つの主要な型に区別される。

被覆粘膜　lining mucosa
（口腔粘膜全体の約 60 %）
口唇，頬，軟口蓋，口腔底，舌下面

非角化重層扁平上皮で，咽頭の上皮と類似する。固有層はやや厚く，粘膜伸展しやすく軟らかい組織である（**可動粘膜**）。口唇・頬粘膜の固有層には小唾液腺がある。粘膜下組織はとくに口腔底では厚く，その下層との結合はゆるい。

咀嚼粘膜　masticatory mucosa
（口腔粘膜全体の約 25 %）
歯肉，顎堤，硬口蓋

角化重層扁平上皮で，他の領域の上皮より厚い。固有層も厚く，線維が密に分布する。乳頭層は長く上皮に陥入し，上皮と固有層の嵌合を強固にする。伸展性に乏しく，摩擦などの機械的刺激に抵抗性を示すことができる構造である（**非可動粘膜**）。粘膜下組織はごく少ないか存在しないが，硬口蓋の一部には腺組織や脂肪組織がある。

特殊粘膜　specialized mucosa
（口腔粘膜全体の約 15 %）
舌背（舌上面の前方 2/3）

角化重層扁平上皮で厚く，舌乳頭が存在する。舌乳頭は以下の 4 種類あるが，その一部分は非角化上皮で被覆される。

糸状乳頭：厚い角化上皮　舌の前方全体
茸状乳頭：非角化上皮　糸状乳頭のあいだに散見　味蕾がある
葉状乳頭：舌の後方外側縁　味蕾あり
有郭乳頭：分界溝に隣接　上面は角化上皮　側面は非角化上皮　味蕾が存在　小唾液腺の導管が開口

味覚の感覚器である**味蕾**は，舌乳頭以外に軟口蓋上皮，咽頭上皮など他の口腔粘膜にも存在する。

口腔部位による粘膜構造の差

	粘膜	
部位	被覆上皮	
被覆粘膜		
軟口蓋	薄い (150 μm)。非角化重層扁平上皮；味蕾存在	
舌の下面	薄い。非角化重層扁平上皮	
口腔底	非常に薄い (100 μm)。非角化重層扁平上皮	
歯槽粘膜	薄い。非角化重層扁平上皮	
口唇と頬の粘膜	非常に厚い (500 μm)。非角化重層扁平上皮	
口唇；唇紅	薄い。正角化重層扁平上皮	
口唇；中間帯	薄い。錯角化重層扁平上皮	
咀嚼粘膜		
歯 肉	厚い (250 μm)。正あるいは錯角化した重層扁平上皮；しばしば表面にスティップリングが見られる	
硬口蓋	厚い。正角化 (しばしば部位によって錯角化) した重層扁平上皮が口蓋ヒダに移行してつながっている	
特殊粘膜		
舌背	厚い。角化した重層扁平上皮が 3 種類の舌乳頭を形成。いくつかは味蕾をもつ	

表1　口腔部位による粘膜構造の差

	粘膜	
	固有層	粘膜下層
	多くの低い乳頭をもち厚い；弾性線維が弾性板を形成。血管網がよく発達し，高度の脈管に富む	多くの小唾液腺を含むまばらな組織
	多くの低い乳頭と小数の弾性線維を含む薄い層；少しの小唾液腺；乳頭下層には毛細血管網があり，網状層には比較的血管が少ない	薄く不規則で，脂肪と小血管を含む；粘膜は舌筋の周囲の組織に結合
	低い乳頭；少しの弾性線維；短い毛細血管ループの吻合をもつ発達した血管	脂肪や小唾液腺を含む疎線維性結合組織
	低い乳頭；少量の弾性線維を含む；表面近くの毛細血管ループは骨膜表面を走行する血管により供給される	疎線維性結合組織を歯槽突起の骨膜に付着される太い弾性線維を含む；小唾液腺
	細く高い乳頭；少量の弾性線維とコラーゲン細線維を含む密線維性結合組織；吻合する毛細血管ループを乳頭へ送り込む豊富な血管	コラーゲン細線維と弾性線維による下層の筋に固く付着している粘膜；脂肪，小唾液腺，少数の脂腺をもつ密線維性結合組織
	多くの細い乳頭；乳頭層で毛細血管ループが表面に接近	粘膜は下層の筋と強く結合；少数の脂腺が唇紅にある。小唾液腺と脂肪が中間帯にある
	高い不規則な乳頭；弾性線維とコラーゲン細線維が結合組織に見られる	
	高い細い乳頭やコラーゲン細線維に富んだ密線維性結合組織；血管の発達は悪いが吻合の発達した毛細血管ループがある	不明瞭。粘膜はコラーゲン細線維に富み，セメント質や歯槽突起の骨膜"粘膜性骨膜"に強く付着
	高い乳頭；とくにヒダの部分でコラーゲン細線維の発達した厚い密線維性結合組織；短い毛細血管ループがあり，血管が適度に発達	コラーゲン細線維の発達した密線維性結合組織が粘膜を骨膜"粘膜性骨膜"に結びつける；外側の神経，血管束の走行する領域では脂肪，小唾液腺が結合組織に含まれている
	高い乳頭；小唾液腺；とくに味蕾周囲に豊富な神経支配；乳頭層に毛細血管網，深層に大きな血管	不明瞭。粘膜は舌筋を取り囲んだ結合組織に付着

口腔内観察部位（12 部位）

■診察時の口腔内観察部位

口腔内を代表する 12 の亜部位に分類し，同部の観察を行い，口腔粘膜炎の評価に使用する。

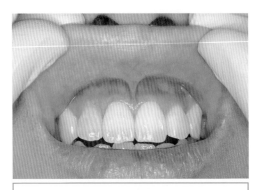

1. 上唇内側

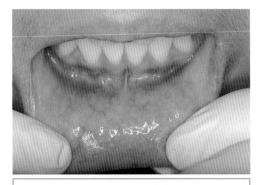

2. 下口唇内側

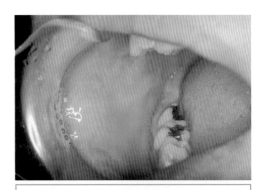

3. 右頬粘膜

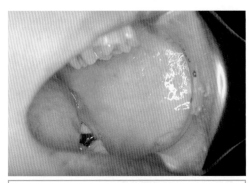

4. 左頬粘膜

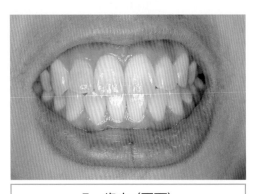

5. 歯肉（正面）

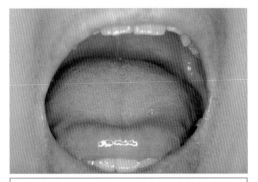

6. 舌背

図 2　口腔内観察部位（12 部位）

がん患者さんの口腔内を診察するとき，ただ漫然と「見る」だけでは，評価につながらない。口腔内を「見る」のではなく「診る」ためのポイントとコツを，次項から各部位ごとにまとめた。

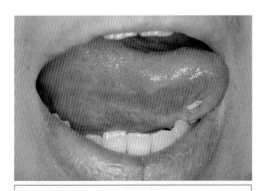

7. 舌右側面

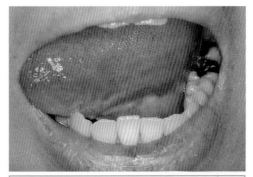

8. 舌左側面

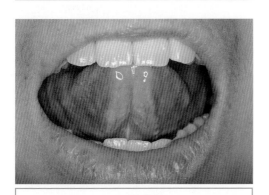

9. 舌下面

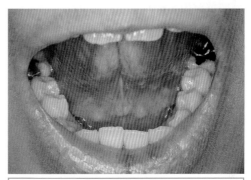

10. 口腔底

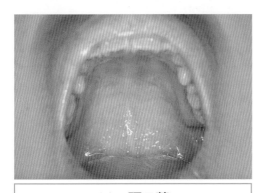

11. 硬口蓋

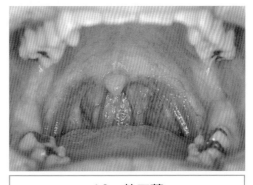

12. 軟口蓋

口唇

■口唇の特徴

外部では皮膚，内部では口腔粘膜が表面を覆う。皮膚から口腔粘膜への移行部を赤唇部とよぶ。口唇の内面には，上唇，下唇とも正中に**小帯（上唇小帯，下唇小帯）**という粘膜ヒダがあり，口唇と歯肉をつなぎとめている。

上・下歯列弓と頰・口唇の内面との間にできた領域を，**口腔前庭**とよぶ。

粘膜炎の好発部位（特に，下唇）である。他にもカンジダ，ヘルペスなどの感染症や乾燥による粘膜変化が起こりやすい。

■観察のポイント

症状は，口腔粘膜部位（裏側）に起こりやすいため，必ず口唇をめくり，裏側もよく観察する。患者さん自身にめくってもらってもよい。

強い乾燥があると赤唇部や口角部が荒れてしまい，開口時に割れて出血しやすい。観察前にワセリンやアズノール軟膏などで保湿することで，口唇を保護できる。

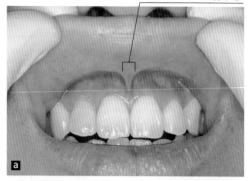

上唇小帯

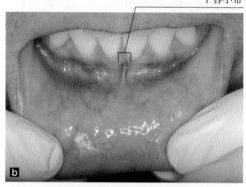

下唇小帯

図3　**口唇**　a：上唇　b：下唇

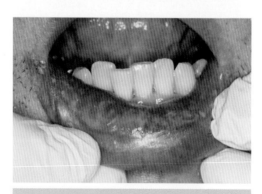

図4　**下唇の口腔粘膜炎**

■ 頬粘膜の特徴

　頬は，口腔の側壁を構成し，口に入れた食物がこぼれ落ちないようにする覆いとしての役割と，舌と協調して食塊を上下の歯の間にあつめて咀嚼を助ける機能がある。非角化粘膜に覆われており，頬粘膜も粘膜炎の好発部位である。口唇と同様に**頬小帯**という粘膜ヒダがあり，頬と歯肉をつなぎとめている。

　上顎第二大臼歯の歯冠の高さの位置に，低い乳頭状の高まり（**耳下腺乳頭**）がある。これは，耳下腺の導管開口部で，耳下腺部を圧迫すると唾液の流出が観察でき，治療中の口腔乾燥（唾液分泌障害）の程度の指標となる。

■ 観察のポイント

　口を大きく開けさせ，側面からのぞき込むと観察しやすい。補助器具（デンタルミラー・木べら）や手指で口角を大きく伸展させると，歯列近傍の口腔前庭部まで確認できる。

　頬粘膜は臼歯による圧迫を生じやすい部位であり，歯圧痕や咬傷が起こりやすい。歯牙との接触は粘膜炎の増悪因子となり，治癒遅延の原因となるため，注意する。

　カンジダ・ヘルペスなどの感染症を見つけやすい部位でもある。

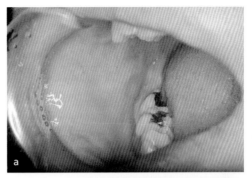
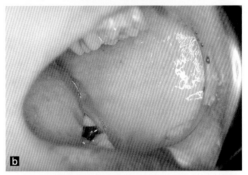

図5　頬粘膜　a：右　b：左

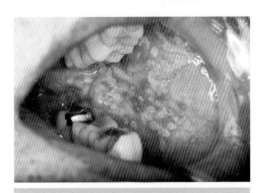

図6　頬粘膜のヘルペス性口内炎

舌

■舌の特徴

口腔底と咽頭口部前壁の両方に属する筋性の構造物である。舌の前方部分2/3（口腔部）は，舌尖・舌背・舌縁・舌下面の亜部位にわかれる。舌の後方部分1/3（咽頭部）との境界は，Ｖ字形をした分界溝でわけられる。

部位により大きく特徴が異なる。

舌背

舌背の粘膜は特殊粘膜とよばれ，他のどの部位の口腔粘膜とも異なる。機能的には咀嚼粘膜であり，角化上皮で覆われ，適度な厚みと硬さがあるが，粘膜の伸展性と種々の舌乳頭を持ち，**味蕾**が存在し感覚器の役割ももつ。

舌縁‐舌下面

表面は非角化上皮で覆われ，柔らかで可動性に富む。後方舌縁にはヒダ状の**葉状乳頭**が存在し，味蕾をもつ。舌の下面には舌乳頭はなく，多数の粘膜ヒダが存在し，口腔底から舌下面にのびるものを**舌小帯**とよぶ。

角化上皮と非角化上皮

舌背部は，全体を厚い角化上皮からなる糸状乳頭で覆われ，咀嚼時の摩擦面として働く。非角化上皮で覆われた舌縁や舌下面は，口腔粘膜炎による潰瘍形成の好発部位である。

＊白線：角化粘膜‐非角化粘膜 境界

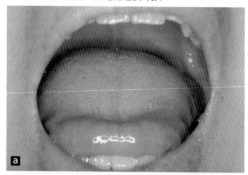
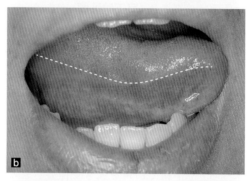
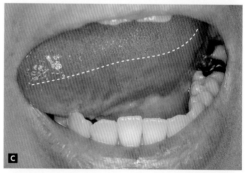
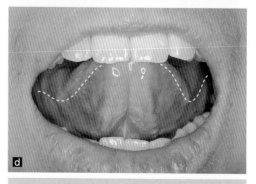

図7　a：舌背　　b：舌右縁
　　　c：舌左縁　d：舌下面

■観察のポイント

　通常の開口では，舌背部しか観察できないため，舌を前方に突出させたり，左右に動かすことで，舌尖・舌縁を観察する。舌縁後方部を観察するためには，舌前方部を**ガーゼ**等をもちいて**把持**し，反対側へ**牽引**する。舌下面は，舌尖で上顎前歯や口蓋前方を触るように指示するとよくみえる。

舌苔

　舌背に付着する白黄色から褐色の柔軟偽膜様の苔状の付着物で，剥離した角化上皮，白血球，微生物，唾液成分，食物残渣およびその色素などの混合物である。通常は病原性をもたない。

毛状舌

　糸状乳頭がケラチンの蓄積により伸張し，舌背に毛が生えたようになった状態。

　黒色になると**黒毛舌**とよばれ，抗生剤の使用時におこりやすいと言われる。

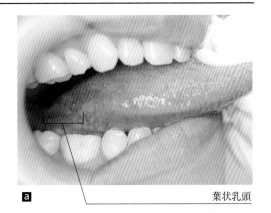

葉状乳頭

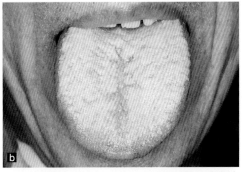

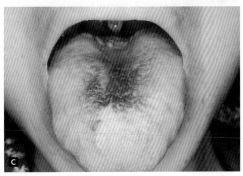

図8　a：舌側縁奥　b：舌苔
　　　c：毛状舌（黒毛舌）

口腔底

■口腔底の特徴

　口腔底は，下顎体によって囲まれるＵ字状の間隙で，左右の顎舌骨筋が隔膜状に張り，上方に下顎骨と舌骨を結ぶオトガイ舌筋が張り，その上の空間を舌が占めている。

　固有口腔の底部には，左右の舌下腺と顎下腺口腔部と腺管がある。**顎下腺管**は前方の舌小帯のつけ根の左右にあり，**舌下小丘**をつくる。

　舌下腺の上縁は，舌下ヒダという粘膜ヒダに覆われている。舌下ヒダは，口腔底の後外側面から始まり，前方の舌下小丘まで続く。舌下ヒダの稜上に多数の小導管が開口している。

■観察のポイント

　臨床上は，舌下面と同時に観察する。舌尖部を挙上させると観察しやすい。また，デンタルミラーや木べらで舌を圧排することで，観察が容易となる。

　唾液が貯留する部位であるため，口腔底が乾燥した場合は，重度の口腔乾燥症と判定できる。

　口腔底から舌下面にかけては舌深静脈があり，加齢にともない静脈瘤が目立つようになり，腫瘤様にみられることがある。

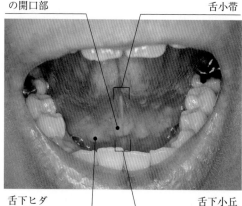

右顎下腺管の開口部　　　　舌小帯

舌下ヒダ　　　　　　　　　舌下小丘

図9　口腔底

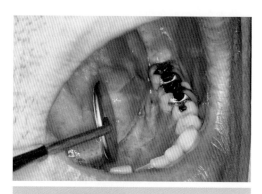

図10　口腔底の潰瘍

■ 硬口蓋の特徴

硬口蓋は，口腔と鼻腔を隔てる骨板からなり，上下の面はそれぞれ粘膜で覆われている。

上面は気道粘膜で覆われ，鼻腔底をつくる。下面は分厚く硬い口腔粘膜が強固に密着し，口腔上壁の大半をつくる。

硬口蓋の粘膜には多数の**横口蓋ヒダ**がみられ，正中には**口蓋縫線**という粘膜の隆起をみとめる。その前端は，**切歯乳頭**という小隆起を形成し，骨部分では切歯管が開口している。

■ 観察のポイント

通常の観察姿勢では，目視は困難である。大開口させ，下方からのぞきこむように観察する。ペンライトなどの光源は必須である。デンタルミラーのような専用器具があると観察が容易となる。

鼻腔底と表裏一体であるため，鼻腔癌・上顎がんの放射線治療時には，口腔粘膜炎の発症に留意する。

口蓋正中部に大きな隆起を認めることがあるが，これは骨の隆起で**口蓋隆起**とよばれ，30%程度の頻度でみられる。食物などで外的刺激による外傷を受けやすく，放射線治療時に潰瘍形成を生じやすい。

横口蓋ヒダ　　　切歯乳頭

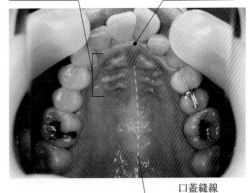

口蓋縫線

図 11　硬口蓋

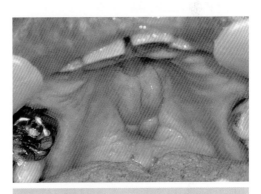

図 12　口蓋隆起

付　参考資料

軟口蓋

■ 軟口蓋の特徴

硬口蓋につづき，口蓋の後方1/3を占める。骨の支持はなく，粘膜の被覆上皮は薄い。

軟口蓋は，4つの筋（口蓋帆張筋，口蓋帆挙筋，口蓋舌筋，口蓋咽頭筋）によりつくられ，後端正中には**口蓋垂**という涙滴様の筋性突起が垂れ下がる。口蓋垂周囲の可動部分を**口蓋帆**とよぶ。口蓋帆が下降することにより口峡狭部を閉鎖し，挙上することにより咽頭鼻部と咽頭口部を分離する。左右の口蓋咽頭筋を覆うアーチ状の粘膜ヒダが**口蓋咽頭弓**で，その前方外側寄りに**口蓋舌弓**がある。両アーチの間に**口蓋扁桃**がある。

■ 観察のポイント

通常の開口時は，軟口蓋の観察はできない。光源を併用し，**「アー」と発声を促す**ことで，口蓋帆が挙上，舌根部が沈下し，軟口蓋の観察が可能となる。

頭頸部癌の放射線治療における**全頸部照射**では，咽頭後リンパ節（ルビエールリンパ節）を照射範囲内に設定するため，ほとんどの場合で軟口蓋は照射野に含まれ，頭頸部領域放射線治療時の粘膜炎の好発部位となる。

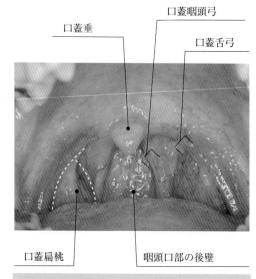

口蓋垂　口蓋咽頭弓　口蓋舌弓　口蓋扁桃　咽頭口部の後壁

図13　軟口蓋

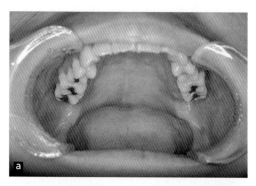

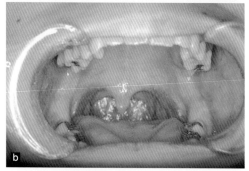

図14　口を開いて軟口蓋を観察
a：安静時　b：発声時

■ 抗がん剤治療

　抗がん剤に伴う口腔粘膜炎は**可動粘膜**に発症しやすい。

*可動粘膜：口腔粘膜で軟らかく動く部分。舌下面，舌縁，頬粘膜，軟口蓋など

　歯牙がある場合，**外傷性刺激**を受ける部位が重症化しやすい。

　頭頸部への放射線治療では，可動性のない角化粘膜も含めて**放射線照射野に一致**して発症する。

**角化粘膜：舌背，歯肉，硬口蓋など

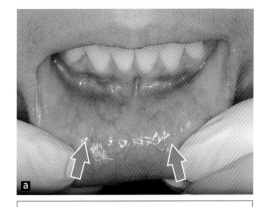

a

| 口唇の裏 |

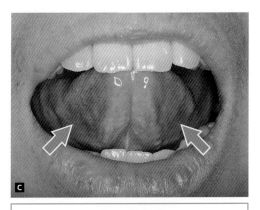

c

| 舌下面/舌縁 |

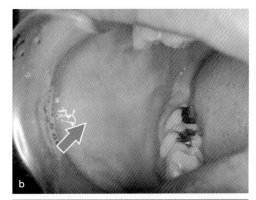

b

| 頬粘膜 |

図16　抗がん剤による好発部位　a：口唇　b：頬粘膜　c：舌下面

口腔粘膜炎の好発部位

■放射線治療

　放射線治療は局所治療であるため，照射野に一致して口腔粘膜炎が発症する。

　一般的に口腔内では奥の方が照射野に含まれるため，**頬粘膜奥**や**軟口蓋**に粘膜炎が発症しやすい。

＊口腔がんの場合は前方も照射野に含まれるため，同部位にも口腔粘膜炎が発症しやすい。

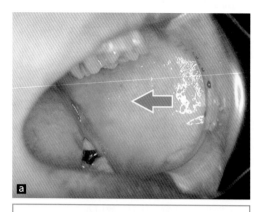

頬粘膜（やや奥）

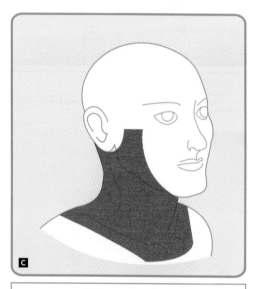

一般的な全頸部照射野

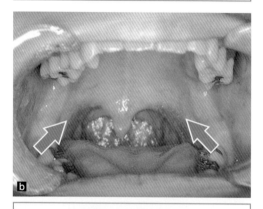

軟口蓋（口蓋垂周囲）

図17　放射線治療による好発部位
a：頬粘膜奥　b：軟口蓋　c：一般的な全頸部照射の照射範囲

CTCAE について

■ NCI Common Terminology Criteria for Adverse Events (CTCAE)

NCI-CTCAE：有害事象共通用語規準は，がんの新しい治療法や治療モダリティ，補助療法の評価を容易にし，すべてのがん領域や治療モダリティ間での有害事象（AE）の記録や報告を標準化するために開発された記述的用語集である。各 AE について重症度スケール（Grade）が示されている。

有害事象（AE：Adverse Events）

「治療や処置に際して見られるあらゆる好ましくない徴候，症状，疾患（臨床検査値の異常も含む）であり，治療や処置との因果関係は問わない」と定義される。有害事象は必ずしも治療的介入によって引き起こされるものだけではない。

有害反応（AR：Adverse Reaction）

治療や処置に際して見られる好ましくない反応であり，治療や処置との因果関係があるもの。

薬物有害反応（ADR：Adverse Drug Reaction）

治療や検査に通常用いられる用量で起こる好ましくない反応であり，薬物との因果関係があるもの。一般的にもちいられる「薬の副作用」と同義である。

■ Grade（重症度スケール）

Grade	Gr.1	Gr.2	Gr.3	Gr.4	Gr.5
重症度	軽症	中等症	重症	重篤	有害事象による死亡
治療介入	治療なし	非侵襲治療	侵襲的治療	集中治療 緊急治療	―
	経過観察	外来対応	入院対応	ICU 対応	
原疾患の治療	変更なし	治療変更なし/ 支持療法による 症状緩和	治療の減量・変更を検討	治療の中止	―

図 18　CTCAE の基本 Grade 定義

口腔粘膜炎のグレーディングの考え方

■口腔粘膜炎のフローチャート

　Grade は有害事象の重症度に応じて，0~5 の 6 段階にわかれる。

　口腔粘膜炎の項目にも，重症度を反映した所見が記載されている。簡略化すると右図のようなフローチャートとなる。

　しかし，口腔粘膜炎の判定には判断に難渋する場面も多いため，今回は副規準を各重症度（医学的に何がなされるべきか）にあわせて定義し，Grading の補助となるよう考慮した。

■Nearest Match の原則

　「観察された有害事象が複数の Grade の定義に該当するような場合には，総合的に判断してもっとも近い Grade に分類する」

　例えば，照射線量 30 Gy は潰瘍形成の時期で，診察時に Gr.1 なのか Gr.2 なのか判断に苦慮する。どちらが正解/不正解という問題ではないが，この場合は今後さらに症状が増悪してくることが予想される。この時点で一つ高い Grade 判定をすることで，早い段階からより効果的な治療的介入が可能となる。何がなされるべきかの医学的判断に基づいて Grading されたい。

■口腔粘膜炎の重症度スケール

　がん治療に従事する医療者にとって，口腔内をしっかりと観察し，漏れなく患者の自覚症状を聞き取ることは重要なスキルである。口腔粘膜炎の重症度を正しく評価することが，適切な対症療法の基本となる。

　CTCAE v3.0 では，口腔粘膜炎の重症度評価を，第三者の観察による客観的診察所見と，患者さんの自覚症状を反映する機能所見の 2 つの評価軸で行う。診察所見は，医療者による評価の誤差が大きく，一定の評価をするためには習熟が必要となる。

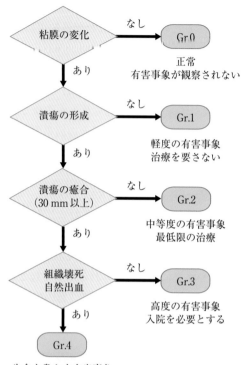

図 19　CTCAE v3.0 による口腔粘膜炎の重症度評価

■ Grade 1 の特徴

発赤や粘膜の蒼白化・白色化，浮腫様変化など，粘膜に何らかの変化が起こりはじめているが，まだびらん・潰瘍の形成までは生じていない状態。

口腔内はわずかな症状（少ししみる，違和感がある）がある程度で痛みなどはなく，経口摂取には影響が出ていない。

しかし，この粘膜の初期変化を見逃さないことが，以後の対応が後手に回らないためにとても重要である。

■ Grade 1 への対応

□腔内の清潔保持

　セルフケア指導

　ブラッシングの励行

□腔内保湿

　含嗽の励行

Grade 1　　粘膜の紅斑

粘膜の発赤，浮腫様変化

ただし，びらん・潰瘍の形成を伴わない

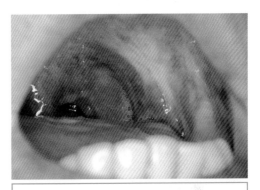

Gr.1　左軟口蓋部の発赤

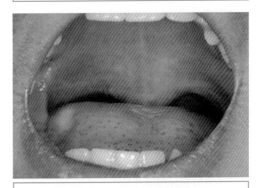

Gr.1　舌の浮腫様変化

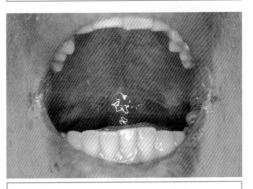

Gr.1　口蓋全体の発赤

図22　Grade 1 の口腔粘膜炎

Grade 2

■ Grade 2 の特徴

上皮のひ薄化・剥落が生じた結果，粘膜上皮が欠損し，粘膜固有層が露出した状態。

口腔内には痛みがあり，経口摂取にも支障が出始めているが，食事形態の工夫などで，なんとか食べることができる。

この段階では，適切な口腔管理によって疼痛を緩和し，感染が起こらないように制御する。口腔粘膜炎を重症化（Gr.2 → Gr.3）させないことが重要である。

■ Grade 2 への対応

口腔内の清潔保持の継続

口腔内の状態に合わせたセルフケア方法の指導

医療者による口腔ケアの介入

口腔内保湿

軟膏・含嗽，保湿剤の励行

疼痛緩和

経口鎮痛薬の使用

- アセトアミノフェン
- NSAIDs
- 短時間作用型オピオイド

局所麻酔薬の使用

- 含嗽薬
- 軟膏

Grade 2 斑状潰瘍または偽膜

● 斑状で限局的，1 個の大きさは 30 mm 未満
● 限局的とは複数の亜部位をまたがない範囲
● 複数の亜部位にそれぞれ潰瘍があっても，各部分ごとに散発する場合は Gr.2 とする

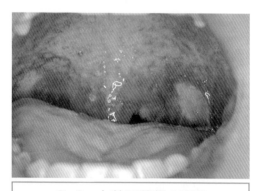

Gr.2　左軟口蓋部の潰瘍

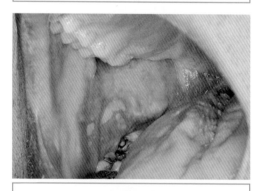

Gr.2　右頬粘膜に潰瘍

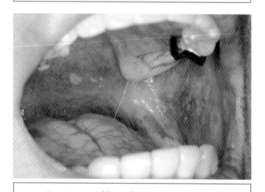

Gr.2　口蓋と左頬粘膜に潰瘍

図 23　Grade 2 の口腔粘膜炎

■Grade 3 の特徴

　口腔粘膜炎がさらに進行し，潰瘍が広い範囲に拡大した状態。わずかな刺激で容易に出血する。接触痛や嚥下時痛が強いため，経口摂取がほぼ困難となる。

　疼痛緩和に注力し，敗血症などの全身感染が起こらないように局所制御を継続する。

■Grade 3 への対応

口腔内の清潔保持の継続
　医療者による口腔ケアの介入
　含嗽の励行
疼痛緩和の徹底
　鎮痛薬
　・アセトアミノフェン
　・NSAIDs
　・長時間作用型オピオイド
　・レスキュードーズの併用
　局所麻酔薬の使用
栄養管理
　PEG（胃瘻）や経鼻胃管の使用

| Grade 3 | 癒合した潰瘍・偽膜
わずかな外傷で出血 |

●30 mm 以上の広範囲に拡がるもの
●複数の亜部位にまたがり拡がるもの
●範囲が大きく，複数亜部位にわたる潰瘍の場合，嚥下障害や強い疼痛と関連する

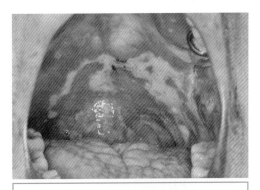

Gr.3　口蓋部の潰瘍

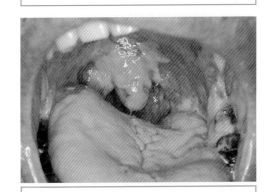

Gr.3　口蓋垂周囲に潰瘍・偽膜

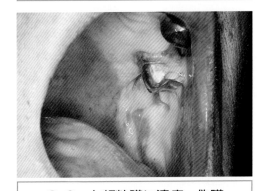

Gr.3　左頬粘膜に潰瘍・偽膜

図 24　Grade 3 の口腔粘膜炎

Grade 4

■Grade 4 の特徴

口腔粘膜炎が悪化，範囲拡大して重症化し，組織壊死，顕著な自然出血を来たし，生命を脅かす状態。

抗がん治療は中止し，有害事象に対して積極的な治療を行うことが求められる。

■Grade 4 への対応

抗がん治療の中止
有害事象への積極的な治療
口腔内の清潔保持の継続
　医療者による口腔ケアの介入
　敗血症（全身感染症）の予防
疼痛緩和
　オピオイド持続静注の使用
栄養管理
　PEG（胃瘻）や経鼻胃管の使用
　中心静脈栄養の使用

Grade 4　組織壊死
顕著な自然出血

●口腔内全体に拡がる潰瘍・偽膜
●潰瘍面からの持続する出血
●広範囲にみとめるコアグラ様痂皮
　（表面乾燥等による痂皮の剥がれに伴う出血は除外）

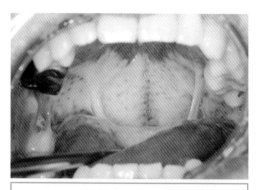

Gr.4　口蓋全体に拡がる偽膜

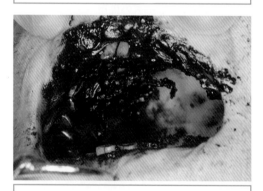

Gr.4　広範囲に拡がる出血

図25　Grade 4 の口腔粘膜炎

「付. 参考資料」出典
がん治療における口腔支持療法のための口腔粘膜炎評価マニュアル

編 集　　がん専門病院歯科
　　　　　（五十音順）
　　　　　がん研究会有明病院
　　　　　国立がん研究センター中央病院
　　　　　国立がん研究センター東病院
　　　　　静岡県立静岡がんセンター
　　　　　宮城県立がんセンター

著 者　　Oral Supportive Care for Cancer Committee
　　　　　（五十音順）
　　　　　上野 尚雄　　（国立がん研究センター中央病院）
　　　　　臼渕 公敏　　（宮城県立がんセンター）
　　　　　小西 哲仁　　（国立がん研究センター東病院）
　　　　　高橋 直樹　　（千葉県がんセンター）
　　　　　富塚 健　　　（がん研究会有明病院）
　　　　　八岡 和歌子　（国立がん研究センター中央病院）
　　　　　百合草 健圭志（静岡県立静岡がんセンター）

発行日　　2015 年 9 月 5 日
発行者　　富塚 健
発行所　　公益財団法人 がん研究会有明病院 歯科

このマニュアルに関するご質問は，下記にお願いいたします
■連絡先
　OSC[3] 事務局　　上野 尚雄
　国立がん研究センター中央病院　歯科　内
　　　〒104-0045　東京都中央区築地 5-1-1
　　　TEL　03-3542-2511（代表）

索　引

和文

あ

アセトアミノフェン　83
アファチニブ　119
アフタ性口内炎　33, 47
アフリベルセプト　111
アミノ酸　93
アミフォスチン　127
アルギニン　94
アルゴンプラズマ凝固　148, 149
アントラサイクリン系薬剤　21,
　39, 117
亜鉛　66

い

イセガナン　70
イダルビシン　109
イトラコナゾール　101
イホスファミド　109, 122, 134
イマチニブ　118, 153
イリノテカン　117, 128, 131, 151
インフリキシマブ　132, 154, 161
胃炎　106, 140
移植後シクロホスファミド法　135
移植片対宿主病　41
遺伝子検査　130
咽喉頭粘膜炎　140
咽頭痛　125
咽頭粘膜炎　106, 113

う

ウイルス性口内炎　47
ウイルス性腸炎　132
ウイルス性膀胱炎　122

え

エタネルセプト　161
エピシル®口腔用液　89
エベロリムス　27, 64, 111, 118
栄養管理　91
炎症性サイトカイン　122
炎症性腸疾患　132

お

オキサリプラチン　111
オクトレオチド　150
オピオイド　84
温罨法　145

か

カペシタビン　109, 111
カルシニューリン阻害薬　101, 135
カルプロテクチン　132
カルボプラチン　109
カンジダ性口内炎　47
開始期　19
潰瘍形成期　19
化学放射線療法　39
活性消失アレル　130
下部消化管急性 GVHD　138
下部消化管内視鏡検査　132
顆粒球マクロファージコロニー刺
　激因子　70
間接毒性　18
感染リスク　16, 37
含嗽　52, 69
鑑別疾患　46, 138
漢方薬　86
間葉系幹細胞　161

き

キノロン系抗菌薬　150
キャリア　77
気管粘膜炎　106
義歯管理　52
義歯性潰瘍　47
寄生虫　132
急性 GVHD　123, 135, 136
急性放射線性直腸炎　127
強度変調放射線治療　35, 74, 77,
　148
虚血性腸炎　132

く

クライオセラピー　62

（右段）

グルコン酸クロルヘキシジン含嗽
　薬　69
グルタミン　93, 94
クロルヘキシジン含嗽　70
苦痛緩和　143

け

経過　25, 35
経口フッ化ピリミジン系薬剤　111
経産婦ドナー　136
経尿道的電気凝固術　156
経皮的フェンタニル貼付剤　84
血尿　134, 156
下痢　107, 111, 117, 118, 121, 125,
　128, 131, 143, 150, 151, 153, 154

こ

コリンエステラーゼ阻害作用　117
コルチコステロイド　148
抗 CTLA-4 抗体　33, 121, 154
抗 EGFR 抗体薬　118, 153
抗 PD-1 抗体　33, 121, 154
抗 PD-L1 抗体　154
高エネルギー X 線放射線治療
　74, 80
高気圧酸素療法　146, 156
抗胸腺細胞グロブリン　135, 161
口腔衛生管理　48, 51
口腔がん　47
口腔カンジダ症　101
口腔ケア　48, 51, 53
口腔乾燥　72
口腔内保湿　52
口腔粘膜炎　25
口腔粘膜保護材　89
口内炎　25
抗コリン薬　150
咬傷　47
喉頭粘膜炎　106
好中球減少　109
好発部位　25, 35
肛門炎　145
肛門周囲炎　145
肛門粘膜炎　106

高齢者ドナー　136

さ

サイトメガロウイルス腸炎　132
細菌性腸炎　132
殺細胞性抗がん薬　18, 21, 25,
　109, 117, 150

し

シールディングステント　77
シグナル伝達期　19
シクロホスファミド　109, 117,
　122, 134, 156
シスプラチン　39, 109, 111, 151
シタラビン　109
歯科金属　37
歯科金属冠除去　74
歯間清掃　51
歯性感染症　46
持続膀胱洗浄　156
重症度評価　44
重曹　70
重粒子線　75
重粒子線治療　97
十二指腸炎　140
出血（歯肉出血）　46
出血性膀胱炎　122, 156
腫瘍由来症状　132
消化管急性 GVHD　123, 138,
　158, 160, 161
消化管粘膜障害　147
小腸・大腸粘膜炎　140
小腸粘膜炎　106
小腸粘膜障害　119
上部消化管急性 GVHD　138
食事支援　91
食事指導（食生活）　115, 140, 141,
　143
食道炎　106
食道粘膜炎　113, 140
女性ドナー　42, 136
徐放性製剤　84
止痢薬　144

す

スクラルファート　70
スクラルファート注腸　147, 148

ステロイド　101, 121, 154, 160
ステロイド含嗽薬　64
ステロイド減量　160
ステロイド大量療法　161
ステロイド注腸　148
ステロイド抵抗性急性 GVHD　161
スペーサー　74, 79, 81
スルファサラジン　127

せ

セツキシマブ　39, 111
セビメリン　101
セリチニブ　111, 119
セレン　67
生活指導　141
生理食塩水　69
整腸薬　144
全身ステロイド治療　160

そ

ソラフェニブ　119, 153
増悪因子　37, 115
造血幹細胞移植　41, 58, 122
増幅期　19
速放性製剤　84

た

タキサン系薬剤　39, 117
大腸炎　106, 121, 154

ち

治癒期　19
腸炎　106
腸管血栓性微小血管障害症　138
腸管穿孔　121
腸管粘膜障害　117
長期フォローアップ　103
直接毒性　18
直腸炎　106
直腸粘膜炎　106
治療効果判定　160

つ

つかえ感（嚥下時）　125

て

ディスプレーシングステント
　80, 81
デキサメタゾン　70
テムシロリムス　111, 118
デンタルフロス　51
低反応レベル光療法　58
低反応レベルレーザー療法　58

と

ドキセピン　70
ドセタキセル　39, 109, 112
ドナー　136
トラスツズマブ　112
頭頸部放射線療法　18, 35, 37, 74,
　77
疼痛管理　83, 89
糖尿病　37

な

内視鏡検査　106, 132, 154

ね

粘膜外傷　37

は

バイオマーカー　138
パクリタキセル　39, 109
パニツムマブ　111
排尿状況　125
排便状況　85, 115, 125
発現頻度　111, 118
発症機序　18, 27
発症時期　25, 35
発症頻度　21, 29, 39, 42
発生機序　109, 117, 118, 121, 122,
　123
発生部位　106
歯磨き　51
晩期放射線性直腸炎　146, 147,
　148
晩期放射線性直腸出血　149
晩期放射線性粘膜炎　126
半夏瀉心湯　86, 151

ひ

ビノレルビン　109
ピロカルピン　72, 101
非感染性膀胱炎　106
評価方法　44
病理組織学的評価　130

ふ

ブスルファン　122
フッ化ピリミジン系薬剤　21, 128, 130
ブラッシング　51
フリーラジカル　18
フルオロウラシル　39, 62, 106, 109, 111, 117, 128, 130, 151
フルコナゾール　101
プレドニゾロン　101, 154, 158
プロスタグランジン E_2　151
プロテオミクス　139
分子標的薬　27, 29, 33, 64, 111, 118, 153

へ

ベース　84
ペメトレキセド　109
ペルツズマブ　112
ベンジダミン　70
便培養検査　132

ほ

ポジション維持ステント　77
ボスチニブ　111
ポビドンヨード含嗽薬　69
膀胱洗浄　156
膀胱内注入療法　156
放射線性食道炎　141
放射線性腸炎　143
放射線性直腸炎　127
放射線性粘膜炎　125, 140
放射線治療補助器具　77

ま

マルチキナーゼ阻害薬　111
マルチキナーゼ VEGF 阻害薬　29
末梢・中心静脈栄養　141
末梢血幹細胞　42, 136

み

慢性 GVHD　41, 100

ミコフェノール酸モフェチル　135
ミソプロストール　70
ミソプロストール坐剤　127

め

メスナ　134
メチルプレドニゾロン　158, 161
メトトレキサート　21, 117, 135
メルファラン　62
免疫関連有害事象　33, 121, 132, 154
免疫チェックポイント阻害薬　29, 33, 121, 132, 154
免疫抑制薬　121, 132

も

モルヒネ　70, 84
盲腸炎　106

や

薬剤関連顎骨壊死　46

ゆ

有害事象　25
有害事象共通用語規準　44, 106, 125, 141
輸液療法　144

よ

陽子線　75
陽子線治療　97

ら

ラクトフェリン　132

り

リコンツアリングステント　79
リスク因子　128, 136, 153
リラクセーション　144
粒子線治療　75, 97
臨床的特徴　25, 33, 35

る

ルキソリチニブ　161

れ

レーザー凝固法　149
レシピエント　136
レスキュー　84

ろ

ロイコボリン　106, 128
ロペラミド　150, 153, 154

欧文・数字

A

anal mucositis　106
anti-thymocyte globulin（ATG）　135, 161
ASCO　132, 134, 154

B

Bcl-2　117
Bristol-stool-chart　107

C

Clostridium difficile 関連性腸炎　132
colitis　106
CTCAE　44, 106, 125, 141
cystitis noninfective　106

D

dihydropyrimidine dehydrogenase（DPD）　128
DPD 検査　130
dysbiosis　123

E

EGFR/HER2-TKI　111
EGFR-TKI　16, 27, 111
EGFR 遺伝子変異　119
electrophotopheresis　161
enterocolitis　106
EOCC　48
ESMO　48, 83, 127, 146, 147, 150, 154
esophagitis　106

F

FOLFIRI　111
FOLFOX　111

G

gastritis　106
GIST　153
GVHD　41

H

HLA 適合度　136

I

IL-1β　117
IL-6　117
IL-11　122
IMRT　35, 74, 77, 148
irAE　33, 121, 132, 154

L

laryngeal mucositis　106
LLLT　58
long term follow up (LTFU)　103

M

MASCC/ISOO　48, 58, 62, 66, 72, 94, 127, 146, 147
mesenchymal stem cell (MSC)　161
MRONJ　46
mTOR 阻害薬　16, 27, 29, 33, 64, 111, 118

N

NCCN　48
NCI-PRO-CTCAE　44
neutropenic enterocolitis　109
NSAIDs　83, 121

P

pharyngeal mucositis　106
photobiomodulation (PBM)　58
proctitis　106
PUVA 療法　102

Q

QOL　16, 143

R

rectal mucositis　106

S

S-1　111, 151
small intestinal mucositis　106

T

thrombotic microangiopathy (TMA)　138
TNF　117
TNF-α　122
tracheal mucositis　106
typhlitis　106

U

UGT1A1 遺伝子多型　131

W

WHO　44, 83

数字

5-FU　39, 62, 106, 109, 111, 117, 128, 130, 151
8-methoxypsoralen　102

JASCC がん支持療法ガイドシリーズ

がん治療に伴う
粘膜障害マネジメントの手引き
2020 年版

定価(本体 2,800 円＋税)

2020 年 2 月 25 日　第 1 版 (2020 年版) 第 1 刷発行

編　集　一般社団法人　日本がんサポーティブケア学会
　　　　特定非営利活動法人　日本がん口腔支持療法学会

発行者　福村 直樹

発行所　金原出版株式会社
　　　　〒113-0034 東京都文京区湯島 2-31-14
　　　　電話　編集(03)3811-7162
　　　　　　　営業(03)3811-7184
　　　　FAX　　(03)3813-0288
　　　　振替口座　00120-4-151494
　　　　http://www.kanehara-shuppan.co.jp/

©2020

検印省略

Printed in Japan

ISBN 978-4-307-20410-1

印刷・製本／永和印刷

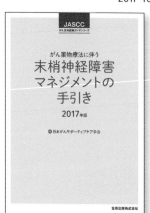
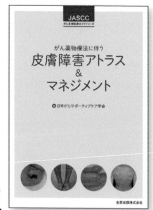